ORIGINE MICROBIENNE

DE

LA LITHIASE BILIAIRE

PAR

Le Dr Louis FOURNIER

Ancien interne des hôpitaux de Paris

PARIS

G. STEINHEIL, ÉDITEUR

2, RUE CASIMIR-DELAVIGNE, 2

—

1896

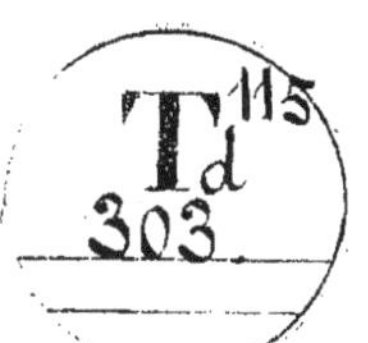

ORIGINE MICROBIENNE

DE

LA LITHIASE BILIAIRE

IMPRIMERIE LEMALE ET Cie, HAVRE

ORIGINE MICROBIENNE

DE

LA LITHIASE BILIAIRE

PAR

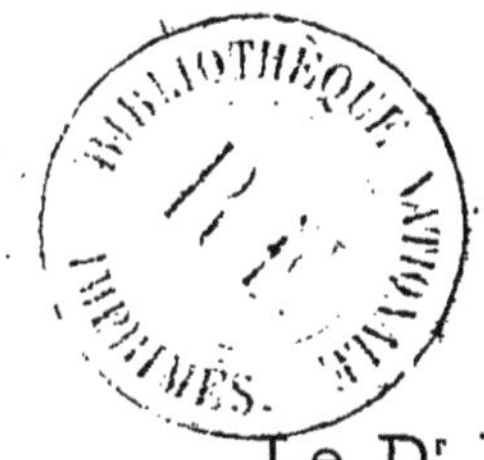

Le Dr Louis FOURNIER

Ancien interne des hôpitaux de Paris

PARIS

G. STEINHEIL, ÉDITEUR

2, RUE CASIMIR-DELAVIGNE, 2

—

1896

Je dédie ce travail à mes maîtres dans les hôpitaux :

MM. MOIZARD, NETTER, CHARRIN, TUFFIER, TH. ANGER,
RENAULT, ŒTTINGER, RICHARDIÈRE, GILBERT,
DELPEUCH, MAURIAC, MATHIEU et DEBOVE,

et je les prie d'agréer mes sentiments de profonde gratitude.

Je me suis efforcé de tirer profit de leurs conseils et de leur
enseignement ; j'ai trouvé chez eux la sympathie ou même l'affection ; qu'ils reçoivent ici l'expression d'un dévouement sincère.

Je prie mon maître, M. le professeur DEBOVE, d'agréer mes respec-
tueux remerciements pour l'honneur qu'il me fait en présidant
cette thèse.

ORIGINE MICROBIENNE

DE

LA LITHIASE BILIAIRE

Depuis déjà dix ans les recherches sur la pathogénie de la lithiase biliaire ont pris une direction nouvelle. D'abord simplement soupçonné, le rôle des micro-organismes dans la production des calculs a paru de plus en plus évident à mesure que s'éclaircissait l'histoire des infections de l'appareil excréteur de la bile. La bactériologie et l'expérimentation ont, dans cet important chapitre de la pathologie du foie, comme dans bien d'autres, apporté la lumière.

Aux hypothèses se sont substitués les faits. Grâce aux nombreux travaux entrepris sur ce sujet, on comprend facilement aujourd'hui l'envahissement de l'appareil biliaire par les micro-organismes et les conséquences de cette invasion microbienne. La formation des calculs doit être comptée parmi ces dernières.

Notre maître, M. Gilbert, qui a pris une part si active à l'édification de cette grande doctrine des infections biliaires, nous a choisi pour collaborateur dans les recherches qu'il a depuis déjà longtemps entreprises sur la lithiase. Nous pensons avec lui que, des travaux parus dans ces dernières années en France et en Allemagne, comme des faits que nous avons déjà publiés, se dégage nettement à l'heure actuelle la doctrine de l'origine microbienne de cette affection.

C'est l'exposé de cette doctrine qui fera le sujet de ce travail.

CHAPITRE PREMIER

Naissance de la théorie microbienne de la lithiase. — Étude bactériologique de la bile. — Invasions microbiennes des voies biliaires; angiocholites et cholécystites.

C'est en 1886 que M. Galippe émit l'idée que les concrétions de toute nature que l'on rencontre dans l'organisme sont dues à l'action de microbes divers. Ceux-ci trouvant dans les sécrétions physiologiques ou pathologiques des milieux favorables à leur développement y exerceraient des actions chimiques électives, provoqueraient des dédoublements ayant pour conséquence la précipitation de substances qui restaient dissoutes à l'état normal. M. Galippe expliquait ainsi en particulier la formation des calculs biliaires. A l'appui de sa théorie il montrait que l'on peut constater la présence de micro-organismes au centre des calculs.

Bientôt après paraissent des travaux très nombreux et de première importance sur l'envahissement des voies biliaires par ces micro-organismes.

Les recherches de Miller, Escherich, Vignal, Gessner, Bovet, Macfadyen, Nencki et Sieber, etc., définissaient le microbisme normal du duodénum; MM. Gilbert et Domidici en faisant plus tard la numération des microbes intestinaux établissaient les conditions de leur vitalité et de leur multiplication.

M. Duclaux montrait que la partie terminale du cholédoque est normalement habitée et M. Netter y constatait la présence du staphylocoque doré et d'un bacille court offrant les caractères du coli-bacille.

La bile était ensuite étudiée au point de vue bactériologique et toutes les recherches aboutissaient à cette même conclusion que, d'une façon générale, elle est aseptique chez l'homme et les animaux bien portants. M. Netter constatait dès 1886 la stérilité de la bile chez le lapin. M. Naunyn trouvait également une bile stérile chez le lapin et chez le chien; chez l'homme, il la trouvait deux fois sans microbes sur le cadavre (une heure et cinq heures après la mort); dans 2 cas la bile recueillie chez le vivant par ponction de la vésicule, se montrait également aseptique. MM. Gilbert et Girode constataient de leur côté la stérilité de la bile chez les animaux et la trouvaient également stérile dans 6 cas sur 8 chez l'homme vingt-quatre heures après la mort.

Les recherches de Dupré, Thiroloix, Leubuscher, A. Fränkel (de Vienne), etc., aboutissaient aux mêmes résultats. La clinique et l'expérimentation démontraient en outre que la pénétration de la bile pure dans le péritoine ne produit aucun phénomène d'infection (Bollinger, Courvoisier, Dupré, A Fränkel, Grawitz, Mauny, Wegner, etc.).

Mais si la bile est pure de tout micro-organisme chez les individus bien portants, il n'en est plus ainsi dans des états pathologiques divers, alors même qu'ils n'intéressent pas directement le foie ou l'appareil biliaire.

Des faits nombreux venaient le démontrer et ruiner du

même coup l'antique théorie de l'antiputrescibilité de la bile. Sans parler de de Blainville qui avait signalé la présence dans la bile d'animalcules de l'ordre des vibrions, Charrin et Roger, en 1886, Vignal, etc., avaient démontré que la bile fraîche ne nuit pas au développement des micro-organismes. Copeman et Wintson constataient plus tard que l'action antiseptique de la bile est nulle pour la bactéridie charbonneuse, pour le bacille de Finkler-Prior, pour le bacille de la septicémie du lapin ; Hanot et Létienne obtenaient des résultats semblables pour le coli-bacille et le staphylocoque doré ; Bernabei tirait, de ses nombreuses expériences, les conclusions suivantes : « l'action de la bile sur la végétabilité des microbes pathogènes est indifférente pour le bacille typhique, le pneumo-bacille de Friedländer et le staphylocoque doré ; elle est retardante pour la bactéridie charbonneuse et pour le bacille de la peste bovine. »

De leur côté MM. Gilbert et Dominici ont vérifié l'absence de toute action antiseptique de la bile sur le coli-bacille, le bacille typhique, le staphylocoque doré, le streptocoque, le bacille du choléra, le pneumocoque.

« Nous pouvons affirmer, dit M. Dominici dans sa thèse, que la bile est en général pour ces micro-organismes, un aussi bon milieu de culture que le bouillon ordinaire et qu'elle ne diminue en rien leur virulence pathogène. »

Le plus important travail sur ce sujet a été fourni par M. Létienne (Thèse de Paris, 1891). Nous aurons à plusieurs reprises l'occasion de parler des recherches de cet auteur.

Sur 42 biles examinées, M. Létienne en a trouvé 24 qui

renfermaient des micro-organismes. « Nos observations, dit-il, montrent qu'en dehors même du passage des agents pathogènes par la bile dans les maladies infectieuses, la bile de l'homme malade peut contenir des microbes. Elle n'en contient pas toujours puisque les observations rassemblées à la fin de ce travail prouvent que, dans des conditions analogues, les cultures de la bile sont parfois négatives; mais il n'est pas besoin d'une véritable infection biliaire dans le sens clinique du mot, pour que le liquide cystique serve d'habitat à des micro-organismes susceptibles d'être pathogènes. Le seul état de maladie suffit. La bile normale physiologique est dépourvue de micro-organismes, les preuves de ce fait ont été données surabondamment. Survienne une infection, si minime qu'elle soit, l'agent infectieux se disséminera dans tout l'organisme et pourra se trouver dans la bile comme dans le contenu intestinal. Les états infectieux latents, ceux qui sont compatibles avec une santé que nous estimons parfaite, dans l'impossibilité où nous sommes d'en apprécier les troubles, détermineront de pareilles contaminations humorales. »

Il était donc établi d'une manière irréfutable que dans certaines conditions l'appareil biliaire peut se laisser envahir par des micro-organismes.

Les travaux précédents montraient en même temps que les espèces microbiennes les plus variées peuvent se rencontrer dans la bile : hôtes normaux de l'intestin, obéissant alors à cette loi générale d'après laquelle ils semblent augmenter de vitalité et de virulence à la faveur de la moindre lésion, à l'occasion du moindre trouble des fonctions physiologiques, tel le coli-bacille ; microbes pathogènes divers arrivant dans l'intestin et s'y développant avec facilité, tel le bacille typhique, ou charriés par le sang dans tout l'organisme.

Le mécanisme de l'infection biliaire par ces microbes était, à la même époque, en grande partie élucidé.

Ce mécanisme n'est pas univoque ; les microbes peuvent, en effet, pénétrer dans les voies biliaires de trois façons différentes : par la voie sanguine, par effraction à travers les parois de l'appareil biliaire, enfin par le cholédoque. Cette dernière manière est de beaucoup la plus fréquente ; l'infection ascendante est ici, comme pour les autres organes construits sur un plan analogue, le mode le plus habituel, le plus simple, le plus fréquent de l'infection.

On conçoit facilement, qu'au cours d'une affection microbienne d'un organe voisin de la vésicule, les micro-organismes puissent envahir et traverser les parois de ce réservoir. Et si l'on peut considérer comme absolument rare un tel mécanisme de l'infection biliaire il n'en est pas de même pour les infections d'origine sanguine.

« On peut distinguer les angiocholites et cholécystites infectieuses en ascendantes et descendantes, disent MM. Gilbert et Girode. Les premières sont liées à l'envahissement des voies biliaires par des organismes présents dans l'intestin, entre autres par les bactéries normales telles que le bacille d'Escherich. Les secondes sont liées à l'élimination, à l'excrétion ou à la décharge par la bile de bactéries (le bacille d'Eberth, par exemple) parvenues au foie. Sous ce rapport, les voies biliaires doivent être comparées aux voies urinaires. »

Les conséquences de l'invasion microbienne des voies biliaires étaient, en même temps, étudiées de tous côtés. La pathogénie des angiocholites et des cholécystites était complètement élucidée. Il faut citer ici le cas de MM. Netter et Martha et surtout les faits si démonstratifs et les si importantes recherches de MM. Gilbert et Girode (Société de biologie décembre 1890). Dupré, Bouchard, Charrin et Roger, etc.

Dès cette époque, en France, en Allemagne, en Italie, paraissaient de très nombreux travaux confirmant toutes les conclusions de ces premiers auteurs. Antérieurement, déjà Charcot et Gombault, Netter, avaient provoqué l'ascension des germes intestinaux dans l'appareil biliaire et l'apparition de l'angiocholite par la ligature du cholédoque. Charrin et Roger, Naunyn, Dupré, Gilbert et Dominici reproduisaient expérimentalement la cholécystite et l'angiocholite chez les animaux à l'aide du bacille d'Escherich; Gilbert et Girode, Dupré et Chiari créaient le groupe des angiocholites et cholécystites typhiques; les travaux de Galliard, Oddo, Lewine, ceux surtout de Girode montraient que le bacille du choléra peut produire de semblables lésions; il en était de même du streptocoque (Malvoz, Gilbert et Dominici), du pneumocoque (Gilbert et Girode, Klemperer), du staphylocoque.

Avec tous ces micro-organismes, on reproduisait facilement chez les animaux, par l'injection dans le cholédoque, les lésions observées chez l'homme.

Nous ne faisons que marquer d'un trait cette grande période des infections biliaires. On en trouvera un historique détaillé dans un important travail du laboratoire de thérapeutique, la thèse de M. Dominici (Paris, 1894).

Dans l'étude de ces processus aigus, comme, d'une façon générale, dans celle de l'invasion de l'appareil biliaire par les micro-organismes, la question de la lithiase ne pouvait être négligée. Tous les auteurs constataient le rôle considérable qu'elle joue comme condition éminemment favorable à l'envahissement microbien ; et beaucoup se demandaient si elle n'est pas elle-même une des conséquences des lésions de l'appareil biliaire. A mesure que s'éclaircissait l'histoire de ces lésions, l'idée émise par Galippe gagnait du terrain.

C'est donc non pas pour faire un historique des infections biliaires que nous avons rappelé tous les travaux précédents, mais pour bien montrer quelles ont été les origines de la théorie microbienne de la lithiase, et sur quelles bases elle pouvait être édifiée.

L'histoire de la lithiase biliaire est liée à l'histoire des infections biliaires, car elle est elle-même une conséquence de l'infection biliaire.

La constatation de l'état aseptique de la bile normale ; l'étude des conditions de l'envahissement microbien de l'appareil biliaire, l'étude des lésions et des processus aigus ou lents et insidieux déterminés par ces microbes, telles ont été les différentes phases par lesquelles devait nécessairement passer l'idée d'abord hypothétique de l'origine microbienne de la lithiase, pour devenir une doctrine solidement édifiée.

Nous avons tenu à nous placer, au point de vue expérimental, aux différents moments de ces périodes, à refaire le chemin tracé par nos devanciers. Ainsi nous avons étudié au point de vue bactériologique la bile d'animaux bien portants, la bile d'un certain nombre de cadavres et celle de quelques malades prise au moment d'une intervention chirurgicale sur la vésicule. Nos résultats ont été semblables à ceux énoncés précédemment. Nous avons ensemencé différents microbes dans des biles aseptiques humaines ou animales, et obtenu ainsi dans tous les cas d'abondantes cultures. Nous avons provoqué l'invasion microbienne des voies biliaires par des ligatures du cholédoque, complètes ou incomplètes et à différentes hauteurs. Nous avons introduit dans la vésicule des corps étrangers et des microbes, reproduit des angiocholites et des cholécystites.

Toutes ces expériences n'avaient d'autre but que de constater par nous-même les faits énoncés précédemment.

Nous ne retiendrons que celles ayant trait directement aux tentatives de reproduction expérimentale de la lithiase (1).

---

(1) Faisons remarquer cependant que dans plusieurs cas de lithiase, la bile recueillie sur le cadavre ou sur le vivant était aseptique. La présence des calculs dans la vésicule ne provoque donc pas un microbisme permanent de la bile. Ils n'agissent probablement, comme cause effective de l'ascension microbienne, que dans certaines circonstances, surtout lorsqu'ils gênent ou empêchent l'écoulement de la bile, lorsqu'ils dilatent les canaux excréteurs et en paralysent les contractions.

CHAPITRE II

Phase de probabilité; importance de la stase biliaire et de l'angiocholite dans la production de la cholélithiase.

On sait qu'un certain nombre d'anciens auteurs regardaient la lithiase comme consécutive à des altérations des parois de la vésicule (Bouisson, Lobstein, etc.) et la théorie du catarrhe lithogène de Meckel est tout à fait classique.

Nous n'avons pas l'intention de passer en revue les recherches de ces auteurs ni les faits sur lesquels ils basaient leur opinion; elle était à peu près complètement rejetée, du moins en France, depuis que M. Bouchard avait formulé sa doctrine du ralentissement de la nutrition. « L'acidité de la bile, dit M. Bouchard, serait pour Frerichs la seule condition de formation des calculs biliaires, et Meckel a supposé que cette acidité était due à une fermentation provoquée par un mucus anormal, c'est-à-dire déterminée par une inflammation de la vésicule. Il m'a paru que cette pathogénie était insuffisante et que la cholécystite primitive était au moins fort problématique. »

La cholécystite primitive n'est plus aussi problématique aujourd'hui, et c'est à la théorie ancienne, à la théorie anatomo-pathologique de la lithiase que l'ont revient.

Après la première communication de Galippe, ainsi que nous l'avons dit, plusieurs auteurs trouvèrent dans leurs

recherches sur l'infection biliaire, des faits favorables à
l'hypothèse de la théorie microbienne de la lithiase. Ainsi
Dupré, dans sa thèse, se demande quels rapports peuvent
exister entre l'infection biliaire latente et la lithiase et il dit
à propos des exemples qu'il cite : « Trop peu nombreux
encore pour autoriser des déductions générales et des conclusions affirmatives, ces faits suffisent cependant pour
faire entrevoir le rôle de l'infection en général et de l'infection typhique en particulier dans la lithiase biliaire » ;
et ailleurs : « Il est permis de se demander si cette affection (typhique) n'est pas l'origine première d'une lithiase
biliaire secondaire, déterminée par l'angiocholite subaiguë
ou chronique, due à la greffe et à la culture des bacilles
sur les voies biliaires. »

Au dixième Congrès de médecine interne tenu à Wiesbaden en 1891, la théorie microbienne de la lithiase fut
soutenue par Naunyn et l'on trouve dans la communication
de cet auteur de puissants arguments en faveur de cette
opinion. On peut dire que les recherches de Naunyn ont
été les plus complètes qui aient jamais été faites sur le
mode de formation des calculs. Nous reviendrons plus
tard sur ce point particulier.

Quant à la pathogénie même de l'affection, après avoir
rejeté la plupart des données étiologiques admises, telles
que l'hérédité, la parenté morbide avec d'autres affec-
tions du même groupe, l'influence de l'alimentation, de la
nutrition et du régime de vie, Naunyn montra combien il
était logique d'admettre la préexistence d'une angiocholite
desquamative, et comment, étant donnés, d'une part, les
éléments constituants de la bile et, d'autre part, les élé-

ments provenant de l'épithélium vésiculaire desquamé et dégénéré, on pouvait comprendre la formation des précipités de bilirubinate de chaux, la formation des masses amorphes de cholestérine et la cristallisation de cette dernière substance autour du noyau central. Pour la première fois on tenait compte, dans la pathogénie de la lithiase, de la présence au centre des calculs des débris épithéliaux qu'on y rencontre souvent.

On pourrait invoquer comme cause directe de cette angiocholite desquamative, en tenant compte de la stase de la bile dans les voies biliaires, soit une action nocive de la bile sur l'épithélium vésiculaire, soit l'action de micro-organismes remontant jusque dans la vésicule, à la faveur du ralentissement de l'écoulement de la bile.

Naunyn se déclare partisan de cette deuxième hypothèse. Il ne croit point que la stase biliaire puisse par elle-même déterminer des lésions de la muqueuse et soit ainsi la cause de la formation des calculs, car il voit dans la production de la lithiase un accident passager ; « les calculs de la vésicule sont, comme déjà Heim et Bramson l'ont fait remarquer, tout à fait semblables, et — ce sera l'opinion de tous ceux qui ont étudié la question, — approximativement du même âge. D'où il ressort que la formation du calcul biliaire est un phénomène passager, quelque chronique que soit sa conséquence, la cholélithiase ».

La cause de ce phénomène passager c'est l'invasion des voies biliaires par les micro-organismes et plus particulièrement par le bacterium coli, que l'on retrouve d'ailleurs avec une extrême fréquence dans la vésicule au cours de la lithiase.

Donc, stase biliaire, envahissement microbien, angiocholite et cholécystite, telles seraient, d'après Naunyn, les trois conditions pathogéniques de la lithiase.

Il s'est aussi demandé si la simple présence des microbes ne pourrait pas amener dans la bile des modifications chimiques d'où résulterait la précipitation des éléments du calcul. C'était l'opinion de Galippe ; nous verrons que M. Létienne en est lui aussi partisan.

Tout en admettant la possibilité d'un pareil mode de formation des calculs, — puisque c'est celui qu'il invoque pour des petits calculs de bilirubinate de chaux au centre desquels il a trouvé des bâtonnets courts quelquefois en diplocoques, — Naunyn regarde comme beaucoup plus ordinaire la formation du calcul à la faveur de l'angiocholite, et au Congrès de Wiesbaden, où Schreider, Fürbringer, Mosler prirent part à la discussion, il résume ainsi son opinion : « L'angiocholite primitive, qui provoque le dépôt des premiers éléments constitutifs du calcul, peut résulter d'infections de diverses natures contre lesquelles la bile n'a qu'une action antiseptique modérée. Ces infections proviennent de sources diverses, que Bouchard, Netter, Gilbert, Girode, ont récemment étudiées ; mais il faut, pour déterminer le processus lithiasique, deux conditions essentielles : la stagnation de la bile et l'infection. »

Dans son importante étude sur la bactériologie de la bile, M. Létienne a été amené, lui aussi, à discuter l'origine microbienne de la lithiase.

« Nous avons reconnu, dit-il, au cours de nos recherches, une si grande fréquence de l'invasion de la bile par les micro-organismes sans que celle-ci ait déterminé des

symptômes cliniquement appréciables, que nous rappor-
tons à cette cause la majorité des cas de lithiasie biliaire.
Ce n'est plus là une diathèse, mais le simple résultat d'une
invasion microbienne temporaire des voies biliaires. » Et
voici le mécanisme admis par M. Létienne : « La bile,
même dans la santé apparente et dans l'état de maladie,
peut être envahie par des microbes. Ceux-ci ne déterminent
pas fatalement une lésion profonde, mais une angiocholite
légère, une simple modification dans les propriétés de la
bile, qui l'une et l'autre passent inaperçues.

Nous remarquerons ici que les moindres changements
qui surviennent dans la bile, suffisent à entraîner une
précipitation de ces matériaux solubles. C'est là l'ébauche,
le début d'une lithiase biliaire, qui se perpétuera, même
après la disparition des agents qui l'auront occasionnée. »

M. Gumprecht a parfaitement résumé dans un article
récent (*Deut. med. Wochenschrift,* 4 avril 1895), les
différents travaux que nous venons de passer en revue ; et
tout en se déclarant partisan de la théorie microbienne de
la lithiase, il fait cependant quelques réserves :

« Jusqu'à présent, dit-il, la preuve irréfutable de cette
assertion manque ; car, bien qu'il ait trouvé des bactéries
dans le centre de calculs (intra-hépathiques), Naunyn
lui-même est forcé d'avouer que le fait est rare eu égard
au nombre des calculs stériles, et la preuve n'est pas faite
que les infections biliaires chez les vieillards et chez les
femmes soient aussi fréquentes que la lithiase elle-même.
Si l'on admet la formation des calculs dans la bile stagnante
comme conséquence d'une invasion bactérienne, cette
formation ne s'accompagnant d'aucun symptôme, il faut

admettre aussi une infection biliaire tout à fait bénigne. Peut-on prouver que cela se passe ainsi ? »

Malgré ces restrictions Gumprecht admet cependant cette infection silencieuse, et après avoir rappelé les faits relatifs à la lithiase typhique et les recherches expérimentales sur ce sujet, il termine ainsi :

« La formation des calculs sans symptômes d'infection biliaire est aujourd'hui quelque chose de plus qu'une simple hypothèse. »

En résumé, la théorie de l'origine microbienne de la lithiase restait jusque-là hypothétique. Plusieurs auteurs pressentaient que cette théorie était juste, mais ils n'avaient à fournir à son appui aucune preuve réelle. « Si l'on prouvait l'existence de micro-organismes au centre même des calculs, dit M. Dufourt *(Rev. de méd.*, avril 1893), témoins d'une infection contemporaine de sa formation; si, d'autre part, on voyait survenir, dans un nombre important de cas, la lithiase à la suite des maladies générales dont l'infection s'étend assez souvent aux voies biliaires, on aurait des arguments d'une valeur incontestable pour établir la réalité de l'angiocholite infectieuse cause de la lithiase. »

La théorie en était donc à cette phase qu'on pourrait appeler de probabilité.

La période actuelle, qu'on peut nommer de certitude, a commencé en 1894 avec la communication de MM. Gilbert et Dominici à la Société de biologie (16 juin).

Nous analyserons plus loin en détail cette importante communication qui fut suivie, quelque temps après, des travaux de MM. Hanot et Létienne.

Nous verrons comment, grâce aux recherches de ces

auteurs et aux recherches que nous avons entreprises sous la direction de M. Gilbert, les dernières restrictions doivent disparaître, et comment il n'est plus possible aujourd'hui de dénier à l'invasion microbienne de l'appareil biliaire, un rôle prépondérant dans la production des calculs.

CHAPITRE III

Formation des calculs biliaires.

Les éléments essentiels qui entrent dans la constitution
des calculs biliaires sont : la cholestérine et le bilirubinate
de chaux. On trouve aussi, assez souvent, du carbonate de
chaux et des dérivés d'oxydation de la bilirubine : biliver-
dine, bilicyanine, bilifuscine, biliprasine, bilihumine; ces
derniers corps sont ordinairement combinés à la chaux. Les
acides biliaires, les acides gras en combinaisons, ainsi que
le cuivre et le fer, peuvent également s'y trouver, mais ces
corps n'ont aucune importance et ne jouent ordinairement
qu'un rôle secondaire dans la production des calculs.

Il n'est plus douteux aujourd'hui que c'est pour la majeure
partie aux dépens de l'épithélium de la muqueuse biliaire
que naissent la cholestérine et la chaux qui doit se combiner
à la bilirubine.

En 1887, Bristowe avait déjà soutenu cette manière de
voir, du moins pour la cholestérine; il avait trouvé, dans un
cas, une vésicule presque oblitérée et présentant, en différents points, de petites excavations revêtues de muqueuse;
dans ces cavités on rencontrait des masses de cholestérine
molle dont il fallait évidemment chercher l'origine dans la
muqueuse même.

Naunyn et ses élèves ont également soutenu l'opinion

que la cholestérine n'est nullement un produit de la nutrition générale; et que du moins un excès de cette substance n'est pas apporté par le sang qui s'en débarrasserait au niveau du foie, ainsi qu'on le croyait jusque-là.

Cela ne veut point dire que les cellules hépatiques elles-mêmes ne fournissent pas une certaine proportion de cholestérine à la bile; mais c'est dans la muqueuse des voies biliaires qu'il faut chercher l'origine d'un excès de production de cette substance.

En effet, les recherches de Kausch ont démontré que la cholestérine de la bile n'augmente pas au cours de diverses maladies; on ne la trouve en plus forte proportion que lorsqu'il existe dans la vésicule des calculs de cholestérine.

D'autre part, les recherches de Jankau, de Thomas et de Kausch ont établi que la teneur de la bile en cholestérine n'est pas modifiée par le genre d'alimentation, par l'introduction de cette substance dans l'organisme (soit par la voie digestive, soit par la voie hypodermique); qu'elle est indépendante enfin de la richesse du sang en cholestérine.

La production de la cholestérine par la muqueuse biliaire semble actuellement indéniable. Ainsi que le fait remarquer Naunyn, chez les individus âgés et chez les individus morts de tuberculose, de maladies de cœur, chez ceux surtout qui étaient atteints de lithiase, on trouve dans la bile des cellules épithéliales desquamées, en voie de dégénérescence; de ces cellules on voit s'échapper des petites masses de cholestérine amorphe qui se réunissent çà et là en masses plus volumineuses d'apparence vitreuse, fortement réfringentes. On peut obtenir la cristallisation de ces blocs de cholestérine par l'addition d'acide acétique.

La cholestérine est produite par un mécanisme analogue dans certaines sécrétions pathologiques, celles de la bronchite chronique par exemple; le pus en contient aussi une notable quantité.

Les recherches toutes récentes de MM. Doyon et Dufour (*Société de biologie,* avril 1896) fournissent une nouvelle preuve de l'origine vésiculaire d'une portion de la cholestérine. Sur des animaux chez lesquels ils avaient pratiqué la fistule biliaire, ces auteurs ont vu que la bile vésiculaire contenait plus de cholestérine que la bile provenant directement du foie.

Pour ce qui est de la production de la chaux biliaire, on a cru pendant longtemps qu'elle était en rapport avec la quantité de sels calciques introduits par l'alimentation, et l'on faisait jouer un rôle particulièrement important à l'absorption d'eaux calcaires. Mais, ainsi que nous le verrons plus loin, les expériences de Jankau ont démontré que la teneur de la bile en chaux est complètement indépendante de la quantité de chaux introduite par l'alimentation. La chaux provient donc, elle aussi, de l'épithélium de la muqueuse biliaire.

Naunyn insiste avec raison sur l'importance de pareils faits; à notre avis, ils éclairent singulièrement la pathogénie de la cholélithiase, en montrant qu'il n'en faut pas chercher l'origine dans des conditions d'alimentation ni dans un trouble de la nutrition générale, mais bien dans une lésion de la muqueuse des voies biliaires, dans une angio-cholécystite le plus souvent légère, même simplement desquamative, épithéliale.

L'existence de ces angio-cholécystites n'est pas douteuse

aujourd'hui que l'on connaît la fréquence des invasions de l'appareil biliaire par les micro-organismes de l'intestin, alors même, et c'est un point sur lequel M. Létienne a insisté, que ces micro-organismes seraient dénués de virulence ; quant à la réalité des cholécystites typhiques, elle est depuis longtemps absolument indéniable.

Voici donc comment on peut comprendre actuellement la formation des calculs biliaires. Une angio-cholécystite amène une desquamation abondante de l'épithélium de la vésicule ; les cellules en dégénérescence fournissent de la cholestérine amorphe et de la chaux ; à celle-ci s'unit la bilirubine, d'où production d'un bilirubinate de chaux insoluble en présence des substances albuminoïdes fournies également par la destruction épithéliale.

Les débris épithéliaux mêlés à du mucus et les précipités de bilirubinate de chaux composent le noyau, d'abord mou, autour duquel se dépose une mince coque de pigments biliaires combinés à la chaux, ou qui sert de centre de cristallisation à la cholestérine. M. Naunyn s'appuyant sur l'opinion d'un minéralogiste, M. Bücking, pense aussi que la cholestérine peut pénétrer de l'extérieur à l'intérieur du calcul en formation, par de petits « canaux d'infiltration ».

M. Galippe et M. Létienne, ainsi que nous l'avons déjà dit, pensent que la lithiase peut aussi être « le résultat de phénomènes bio-chimiques causés par la présence de microbes *virulents* ou *non virulents* dans l'humeur biliaire » (1), sans qu'il soit nécessaire de faire intervenir une lésion préalable de la muqueuse. Nous avons vu que

---

(1) LÉTIENNE. Calculs pariétaux de la vésicule. *Congrès de Bordeaux*, 1895 ; *Méd. mod.*, août 1895, n° 66.

Naunyn ne rejette point la possibilité d'un tel mode de formation des calculs.

Nous pensons aussi que la genèse des concrétions biliaires peut être telle que l'indiquent M. Galippe et M. Létienne ; il est fort possible que des amas de micro-organismes puissent jouer le rôle de centre de précipitation dans une bile qu'ils modifient par leurs produits de sécrétion. Ainsi que l'indique Naunyn, il peut se faire des précipités de bilirubinate de chaux hors de l'organisme dans de la bile où se développent des microbes ; l'opinion de M. Galippe et de M. Létienne est donc très logique.

Nous avons tenté à plusieurs reprises de reproduire *in vitro* dans de la bile de chien ces précipitations de corps insolubles.

La bile était ensemencée avec des coli-bacilles trouvés au centre de calculs et placée à l'étuve. Le micro-organisme s'est chaque fois développé avec rapidité, mais nous n'avons jamais vu se former un véritable précipité susceptible d'être examiné ; avec les amas microbiens et le mucus on trouve bien au fond des tubes des petits grains imperceptibles, mais placés dans une goutte d'eau pure ils se dissolvent en grande partie ; ce ne sont donc point là des précipités de bilirubinate de chaux.

Nous n'insisterons pas plus longtemps sur les détails de la formation des calculs, ni sur leur mode d'accroissement. Ce que nous en avons dit fait suffisamment comprendre pourquoi la présence de microbes en leur centre est chose commune.

Nous ne ferons pas ici l'étude de la formation des calculs pariétaux ni des calculs intra-hépatiques. Les documents

que nous possédons personnellement sur ce point sont trop
peu nombreux; et, bien que de l'examen de quelques cas
nous pensions pouvoir tirer de nouveaux arguments et de
nouvelles preuves en faveur de la doctrine que nous soute-
nons, nous réservons pour un travail ultérieur l'étude de
ces formes particulières de la lithiase biliaire.

CHAPITRE IV

Présence des micro-organismes au centre des calculs.

Le rôle des micro-organismes dans la production de la lithiase biliaire a été établi d'une manière irréfutable par l'examen bactériologique méthodique et complet du centre des concrétions. C'est à MM. Gilbert et Dominici que nous devons la première étude systématique du microbisme des calculs, et c'est réellement avec leur communication, présentée à la Société de Biologie dans la séance du 16 juin 1894, qu'a commencé cette troisième phase de l'histoire pathogénique de la lithiase que nous avons nommée plus haut phase de certitude. En effet, quelques rares auteurs, et M. Galippe le premier, avaient signalé la présence de micro-organismes au centre des calculs, mais ces faits n'étaient en réalité nullement démonstratifs, car ces microbes restaient indéterminés, les conditions de leur recherche n'étaient pas indiquées, ou bien leur présence était considérée comme exceptionnelle. Ainsi, Naunyn dans un cas aurait trouvé, au centre de petites concrétions de bilirubinate de chaux, des bacilles courts quelquefois en diplocoques. Dans tous les autres calculs qu'il a examinés à ce point de vue, — et il s'agissait de calculs jeunes, — Naunyn n'a pas trouvé de microbes, et il conclut par conséquent à la rareté de leur présence au centre des concrétions. D'ailleurs, plusieurs autres auteurs n'obtinrent aussi, dans des recherches analogues, que des résultats négatifs. M. Dufourt, pour n'en citer qu'un seul, ensemença, dans le laboratoire de M. Arloing, à Lyon, les noyaux pulvérisés de 15 calculs de sa collection; aucune culture ne se développa (1).

Le fait était donc encore fort douteux et controversé lorsque parut la communication de MM. Gilbert et Dominici, qui fixa définitivement la question.

Ces auteurs avaient examiné au point de vue bactériologique, les calculs de six individus.

« Dans deux cas où la lithiase était de date récente, disent-ils, par la coloration et par la culture nous avons pu reconnaître l'existence de microbes au centre des calculs.

Dans deux cas où la lithiase était d'ancienne date, nos examens sur des lamelles colorées et nos ensemencements sont demeurés négatifs.

Dans un cas où la lithiase était également ancienne, nos ensemencements sont demeurés négatifs, mais sur des lamelles colorées nous avons pu reconnaître la présence de formes microbiennes.

Enfin, dans un cas où à côté de calculs anciens existaient des calculs récents, les premiers nous ont fourni des résultats négatifs, les seconds au contraire des résultats positifs par l'examen sur des lamelles et par l'ensemencement.

Dans tous les cas où les ensemencements se sont montrés

_____

(1) M. Dufourt ne dit pas depuis combien de temps ces calculs avaient été retirés des vésicules qui les contenaient ni dans quelles conditions ils avaient été conservés.

positifs, les germes développés appartenaient à l'espèce coli-bacillaire. »

Dans cette partie de leur communication, MM. Gilbert et Dominici mettaient donc en évidence les points suivants :

1° La présence au centre de certains calculs de coli-bacilles très nettement déterminés ;

2° La fertilité des calculs jeunes ;

3° La présence, dans des calculs plus anciens, de formes bacillaires, de microbes morts ; ...

4° Enfin l'absence de toute forme microbienne colorable dans des calculs très âgés, et la stérilité absolue du centre de ces calculs.

MM. Gilbert et Dominici insistaient ensuite sur le rôle considérable du bacille d'Escherich dans la production des calculs, et rapportaient enfin leurs tentatives de reproduction expérimentale de la lithiase par l'injection de cultures microbiennes dans la vésicule de chiens. Nous reviendrons ultérieurement sur ces points particuliers.

Les recherches de MM. Hanot et Létienne aboutiren aux mêmes résultats pour ce qui a trait à la présence des microbes au centre des calculs.

Au dernier congrès de Bordeaux (août 1895), — dans lequel à propos de la question : « Rapports de l'intestin et du foie en pathologie », plusieurs auteurs donnèrent leur opinion sur la nature de la lithiase, mais sans apporter des faits nouveaux, — M. Létienne communiqua un cas intéressant de lithiase biliaire avec calculs pariétaux, et donna l'analyse bactériologique comparée des calculs biliaires et du calcul pariétal. Dans ces concrétions il trouva le coli-bacille et c'est à ce microbe qu'il attribue leur production bien qu'elles fussent de constitution différente, les unes étant des calculs biliaires vrais, tandis que le calcul pariétal était surtout formé de substance calcaire.

MM. Hanot et Létienne apportèrent de nouveaux faits dans une communication présentée à la Société de biologie au mois de décembre 1895 (Note sur diverses variétés de lithiase biliaire).

Ces auteurs ont constaté la présence de micro-organismes dans un certain nombre de calculs, et ils décrivent les caractères morphologiques de ces calculs microbiens.

« La lithiase biliaire consécutive à l'action des microbes sur la bile donne lieu aux productions suivantes :

CALCULS DE FORMATION RÉCENTE. — Leur forme générale est irrégulière. Ils sont vaguement arrondis, mûriformes, framboisés, semblant constitués par l'agglomération d'une multitude de petites concrétions élémentaires. Celles-ci sont d'ailleurs extrêmement nombreuses dans la bile qui tient ces calculs en suspension. Ils n'ont pas de facettes. Ils ressemblent comme forme à des miettes de pain desséché présentant des aspérités plus ou moins aiguës. Leur agencement cristallin n'est pas régulier. Ils ne sont pas formés de couches régulièrement concentriques. Sans avoir une homogénéité parfaite, ils ne se divisent pas suivant des sortes de surface de clivage, ne produisent pas de failles comme les calculs anciens.

Leur consistance est relativement molle. Ils offrent à la pression du doigt une légère résistance, mais s'écrasent, s'effritent dès que celle-ci est vaincue. Quand ils ne présentent pas de masse centrale, leurs miettes sont presque toutes semblables. Ils donnent au toucher une sensation onctueuse.

Leur coloration est généralement plus pâle que celle des calculs qui ont longtemps séjourné dans les voies biliaires. Souvent elle est jaune de chrome, jaune d'or au moins à la périphérie. Tout récemment, nous en avons vus, qui effrités, ressemblaient assez exactement à un œuf cuit dur dont on aurait écrasé et mêlé le blanc et le jaune. Il y avait, distinctes les unes des autres, des particules jaunes et d'autres blanches. La plupart ont une petite croûte périphérique jaune et la masse du calcul, sur une surface de section, apparaît brunâtre, fauve, plus rarement teintée de vert.

Leur volume est en général petit, atteignant au plus les dimensions d'un gros pois. Leur nombre est variable, souvent considérable.

Calculs anciens. — Ils répondent à la description commune des calculs biliaires.

Solitaires, ils peuvent acquérir un assez fort volume, sont ovoïdes avec une coque plus ou moins épaisse et grenue, et une partie centrale homogène ou stratifiée, quelquefois formée de rayons translucides, brillants, incolores ou teintés de jaune et disposés symétriquement autour d'un corpuscule central irrégulier, jaune, brun ou noir.

Nombreux, ils sont de volume variable, portant des facettes. Ils ont une forme pyramidale ou prismatique plus ou moins haute. Ils sont composés de couches concentriques, qui parfois se fendillent, se séparent spontanément les unes des autres, surtout après une dessiccation lente.

Ces couches sont diversement colorées et contiennent un noyau central plus grenu qui est souvent le plus haut en couleur, quelquefois noir. Les facettes qui sont en contact les unes avec les autres présentent souvent des figures cycliques correspondant aux couches concentriques. »

D'une façon générale, nous avons constaté, dans les calculs que nous avons examinés, les caractères morphologiques indiqués par MM. Hanot et Létienne.

M. Hanot, il y a quelques mois (*Bulletin méd.*, 23 janvier 1896), a rapporté le premier exemple de l'existence du bacille d'Eberth au centre des calculs. Nous analyserons plus loin ce travail de M. Hanot auquel nous attribuons une valeur considérable pour la démonstration de la nature microbienne de la lithiase biliaire en général et de la lithiase typhique en particulier.

Nous avons résumé, M. Gilbert et moi, dans une communication à la Société de biologie (séance du 8 février 1896), les résultats que nous avait fournis l'examen bactériologique de 3o nouveaux cas de lithiase biliaire, dont 3 de lithiase du bœuf ; en les réunissant aux six faits étudiés antérieurement par MM. Gilbert et Dominici nous obtenions un total de 36 cas que nous divisions en six catégories :

1° Dans 22 cas, dont 1 de lithiase bovine, les calculs ne renfermaient aucun bacille colorable ni cultivable ; la bile était soit stérile, soit habitée par des micro-organismes divers ;

2° Dans 9 cas, dont 1 de lithiase bovine, les calculs et la bile contenaient le coli-bacille type ;

3° Dans 1 cas, certains calculs étaient amicrobiens,

d'autres contenaient, ainsi que la bile, le coli-bacille ;

4° Dans 1 cas les calculs montraient le coli-bacille type et la bile était peuplée par un paracoli-bacille immobile ;

5° Dans 1 cas de lithiase bovine les calculs présentaient des microbes non cultivables, mais colorables, et la bile était infectée par le coli-bacille vivant ;

6° Enfin, dans 2 cas, les calculs offraient des bacilles morts, non cultivables, mais colorables et la bile était stérile.

Nous ajoutons aux faits précédents 34 nouveaux faits de lithiase humaine, ce qui porte à 70 le nombre des cas sur lesquels nous pouvons établir une statistique de la présence des micro-organismes au centre des calculs. Sur ces 34 derniers cas, 25 fois les calculs étaient stériles et l'examen sur lamelles de leur partie centrale ne révéla pas la présence de formes bacillaires ; dans les 9 autres, les calculs étaient habités par le coli-bacille type.

En somme, sur 70 cas de lithiase, 47 fois les calculs ne contenaient pas de microbes vivants et l'examen sur lamelles ne montrait pas de formes microbiennes ; 20 fois les calculs contenaient le coli-bacile vivant ; 3 fois les cultures restèrent négatives tandis que l'examen direct révélait la présence de formes bacillaires.

Dans ces trois derniers cas il s'agissait évidemment de micro-organismes morts. Leur aspect était tout à fait caractéristique dans un cas de lithiase bovine.

7 décembre 1894. Calcul de bœuf, du volume d'une petite noix, arrondi, hérissé de petites saillies lui donnant un aspect mûriforme. Sous ces saillies, coque très mince entourant la partie centrale ; celle-ci est molle, noirâtre.

Ce calcul a été conservé pendant deux jours après la mort de l'animal, dans la vésicule remplie de bile ; celle-ci présentait, à l'examen direct, des microbes nombreux et d'espèces diverses, parmi lesquels un coli-bacille mobile.

Examen direct du centre du calcul. — Formes bacillaires très nombreuses, de dimensions inégales, mal colorées ; quelquefois, coloration plus marquée des deux extrémités ; d'autres fois, aspect segmenté. Les microbes semblent comme vidés de leur protoplasma.

Les cultures restent toutes stériles.

Les trois cas de lithiase bovine nous donnèrent d'ailleurs au point de vue bactériologique, des résultats différents. Dans celui que nous venons de rapporter, les microbes qui se trouvaient dans le calcul étaient morts. Dans un second, il s'agissait d'un calcul très ancien du volume d'un petit œuf, présentant de nombreuses couches concentriques ; l'examen direct ne révéla la présence d'aucun micro-organisme, d'aucune forme bacillaire, et les cultures restèrent stériles.

Voici la relation du troisième cas :

Calcul du volume d'une petite noix, mou, extrêmement friable, sans coque protectrice, évidemment en voie de formation. C'est la partie centrale autour de laquelle seraient venues successivement se précipiter, pour former un calcul complet, les couches concentriques résistantes. Ce noyau du calcul contient du mucus et de nombreux débris épithéliaux, encore très facilement reconnaissables, quoique en état de dégénérescence avancée.

La bile, qui semblait normale d'aspect, présente de très nombreuses cellules, la plupart très altérées, et contient à l'état pur un bacterium coli mobile.

Dans toutes les parties du calcul en formation on trouve également en grande abondance, par l'examen direct et les cultures, le coli-bacille mobile.

Il faut ajouter que l'examen de ce cas put être pratiqué dans d'excellentes conditions. En effet, la vésicule provenait d'un animal abattu le matin même, et avait été enlevée tout entière après ligature du canal cystique.

On remarquera en outre, que ce fait correspond exactement à la description qu'a donnée Naunyn de la première phase de formation des calculs.

Il est donc acquis aujourd'hui que le centre des calculs contient très fréquemment des micro-organismes. Ainsi méthodiquement constaté, ce fait nous paraît pouvoir être invoqué comme une preuve de l'origine microbienne de la lithiase.

On pourrait objecter que les micro-organismes ont été accidentellement englobés au moment de la précipitation des éléments des calculs, et que leur présence ne prouve en rien qu'ils aient joué un rôle dans la formation des concrétions. On pourrait également penser qu'ils ont pénétré secondairement dans les calculs préalablement formés.

La première objection tombe d'elle-même devant le fait de la fréquence considérable des cas où l'on trouve des microbes dans les calculs ; il ne pourrait s'agir dans tous ces faits de coïncidence.

Quant à la deuxième hypothèse, elle est logique, et l'on serait tenté de voir, dans les canaux d'infiltration que MM. Naunyn et Bücking ont décrits dans les calculs jeunes, les voies de cette pénétration secondaire. De fait, il est indéniable que l'envahissement secondaire des calculs biliaires s'effectue quelquefois et nous avons pu le reproduire expérimentalement *in vitro*.

Un calcul de cholestérine volumineux, trouvé à l'autopsie d'une femme âgée, et non recouvert d'une coque dure, est placé dans un tube de bouillon. Pendant trois semaines, ce tube est porté à la température de 75° pendant une heure chaque jour (1). Au bout de ce temps le tube est ensemencé avec un coli-bacille mobile trouvé au centre d'un autre calcul, puis placé à l'étuve à 33° pendant quinze jours.

A ce moment le calcul est retiré du bouillon et ouvert après stérilisation de sa surface au moyen d'une lame de bistouri chauffée au rouge.

L'examen direct et les cultures démontrent l'existence, au centre de ce calcul, du coli-bacille mobile.

Ce qui s'est passé dans le tube de bouillon se produit sans doute dans la bile elle-même.

Mais la pénétration secondaire des calculs par les micro-organismes, ne peut être invoquée pour expliquer, dans la généralité des cas, la présence de ces microbes en leur centre. En effet, cette pénétration qui semble s'être faite si aisément dans le calcul de cholestérine pure, nous n'avons pu la reproduire avec des calculs appartenant à la catégorie des calculs pigmentaires, en nous plaçant cependant dans les mêmes conditions que précédemment.

Calculs placés dans des tubes de bouillon, puis stérilisés par chauffage à 75° une heure par jour pendant trois semaines. Au bout de ce temps, ensemencement des tubes avec un coli-bacille mobile provenant du centre d'un autre calcul. Après quinze jours un calcul est retiré et examiné au point de vue bactériologique : les cultures restent absolument stériles. Même résultat pour des

---

(1) Il faut employer la stérilisation par chauffage discontinu car les calculs peuvent s'effriter lorsqu'on porte le bouillon à l'ébullition ou lorsqu'on le place à l'autoclave.

calculs restant trois semaines, un mois, un mois et demi, deux mois, à l'étuve. Le coli-bacille avait cependant poussé abondamment dans le bouillon et était encore vivant.

L'imperméabilité a été des plus nettes dans le fait suivant :

Femme morte d'infection puèrpérale après une sixième grossesse; n'ayant jamais présenté d'accidents de lithiase biliaire.

A l'autopsie, pratiquée le 21 novembre 1894, vingt-quatre heures après la mort, on sent dans la vésicule de nombreux calculs. Cette dernière est enlevée tout entière après ligature du canal cystique.

L'examen direct de la bile et de trois calculs ne révèle la présence d'aucun micro-organisme. Les cultures de la bile et des calculs restent stériles.

21 novembre. Des calculs sont placés dans quatre tubes et stérilisés à 70° une heure par jour jusqu'au 20 décembre. Puis ensemencement des quatre tubes avec un coli-bacille mobile. Le bouillon est resté jusque-là absolument stérile. Jusqu'au 8 août 1895, pendant plus de sept mois, les calculs sont retirés toutes les quatre ou cinq semaines de leurs tubes et placés dans des tubes de bouillon frais ensemencés avec du coli-bacille de différentes provenances. Le 8 août 1895 ils étaient encore stériles.

Nous avons renouvelé à plusieurs reprises ces expériences, avec des calculs d'origines diverses, mais tous pourvus d'une coque résistante et dure ; les résultats ont toujours été les mêmes. Il faut noter toutefois que la pénétration se fait avec facilité lorsque la coque est effritée, fissurée, ce qui se rencontre d'une façon assez fréquente.

Donc certains calculs sont imperméables aux micro-organismes. Cette imperméabilité est d'ailleurs évidente dans un certain nombre de faits. Tels sont ceux, par exemple, très fréquents, dans lesquels on trouve, au milieu d'une bile peuplée de micro-organismes divers, des calculs inhabités ou renfermant des microbes morts; tels sont ceux aussi dans lesquels on trouve des calculs habités par une variété microbienne différente de celles que l'on trouve dans la bile, comme dans le cas suivant :

Calcul de cholestérine recouvert d'une coque pigmentaire, trouvé à l'autopsie d'une femme tuberculeuse.

L'examen direct et les cultures de la bile démontrent qu'elle renferme à l'état pur un para-coli-bacille immobile. Au centre du calcul, au contraire, existe un coli-bacille extrêmement mobile ; cultures relativement peu abondantes sur pomme de terre ; coagulation très lente du lait.

Il nous semble donc bien établi que, d'une façon générale, la présence des microbes au centre des calculs doit être interprétée comme une preuve de l'action directe de ces microbes dans la production des concrétions, puisqu'on ne peut invoquer ni leur englobement accidentel au moment de la précipitation des éléments des calculs, ni leur pénétration secondaire jusqu'au centre de ceux-ci, du moins dans la généralité des cas.

Mais le microbisme des calculs biliaires par rapport à celui de la bile est, ainsi que l'on peut s'en rendre compte, assez variable.

La bile et les calculs renferment des micro-organismes semblables quand les calculs sont en voie de formation. Plus tard, trois autres cas peuvent se présenter :

La bile et les calculs sont stériles ;

Ils contiennent des espèces dissemblables ;

La bile est stérile et les calculs habités ou inversement.

Il faut ajouter les faits dans lesquels on trouve des microbes morts au centre des calculs avec une bile microbienne ou stérile.

Il est facile d'interpréter chacun des cas précédents et nous pensons que l'explication en est donnée par l'idée que l'on peut se faire de la destinée ultérieure des microbes au centre des calculs.

Au moment de la formation de ces derniers, le microbisme est le même dans la bile et dans ces calculs. Cet état persiste pendant quelque temps, alors que le calcul commence déjà à s'entourer d'une mince coque protectrice ; cette phase était des plus nettes dans le cas de lithiase bovine en voie de formation que nous avons rapporté plus haut ; le cas de lithiase typhique publié par M. Hanot, et sur lequel nous reviendrons ultérieurement, était également, à ce point de vue, des plus démonstratifs.

Puis la cholécystite primitive s'atténue, les lésions se réparent, et les microbes disparaissent de la vésicule ; mais auparavant le calcul s'est développé et s'est recouvert d'une coque qui devient de plus en plus épaisse et imperméable. Si cette coque ne se forme pas, comme cela semble arriver pour certains calculs de cholestérine, ou si elle ne devient pas suffisamment épaisse, le calcul restera perméable et dès lors, dans chaque invasion microbienne ultérieure de la bile, il pourra être pénétré par les micro-organismes, du moins par les micro-organismes mobiles.

Si la coque protectrice se forme, épaisse et résistante, les microbes se trouvent enfermés au centre du calcul et sont désormais sans autre communication avec le milieu biliaire que celles qui peuvent résulter des échanges entre la bile et le centre du calcul; il faut noter, en effet, que l'on ne trouve jamais ce centre complètement desséché lorsqu'on ouvre le calcul assez rapidement après qu'il a été retiré de la vésicule. Examiné à ce moment, on pourra donc le trouver habité par une espèce microbienne tandis que la bile est soit stérile, soit infectée par des microbes divers.

Les microbes vivent un certain temps ainsi emprisonnés dans le centre des calculs par la formation d'une couche protectrice ; puis ils meurent. On peut alors retrouver, comme nous l'avons vu dans trois cas, dont un de lithiase bovine, ces formes difficilement colorables et ne donnant aucune culture (1).

Enfin au bout d'un certain temps les microbes finissent par disparaître complètement du centre des calculs, on n'y trouve plus même de formes microbiennes. Ces calculs sont stériles tandis que la bile est elle-même ou stérile ou infectée par des micro-organismes divers qui l'ont secondairement envahie.

---

(1) Il resterait à déterminer quelle est la durée de végétabilité (des microbes ainsi enfermés au centre des calculs, mais cela est actuellement impossible. On pourrait supposer qu'ils y vivront d'autant plus longtemps que des échanges osmotiques plus actifs entre la bile et le centre des calculs viendront, tout en leur apportant les substances nécessaires à leur développement, débarrasser le centre du calcul de leurs produits de sécrétion.

CHAPITRE V

Variétés pathogéniques de la lithiase biliaire.

Les deux espèces microbiennes que l'on a rencontrées jusqu'à présent dans les calculs sont : le coli-bacille et le bacille d'Eberth. Il semble donc que l'on puisse décrire deux variétés pathogéniques de lithiase : la lithiase coli-bacillaire et la lithiase typhique. Il est vraisemblable que d'autres variétés viendront se joindre aux précédentes puisque d'autres microbes : staphylocoque, streptocoque, bacille du choléra, etc., peuvent envahir les voies biliaires et y produire des lésions plus ou moins profondes. Mais jusqu'à présent nous ne connaissons aucun exemple qui permette de décrire des variétés de lithiase causées par ces micro-organismes. Il faut se demander d'ailleurs si l'on ne doit pas invoquer une qualité spéciale, lithogène, des microbes, sans laquelle la production de la lithiase serait plus difficile ou impossible. On comprend aussi que, trop virulents, ceux-ci ne se borneront pas à déterminer des lésions légères de l'appareil biliaire qu'ils auront envahi, mais qu'ils amèneront des altérations graves, non seulement de la vésicule, mais du parenchyme hépatique lui-même, pouvant entraîner rapidement la mort. Dénués de virulence, au contraire, les micro-organismes pourront être éliminés de l'appareil biliaire avant d'avoir pu s'implanter, et rejetés dans l'intestin par la chasse biliaire, si toutefois aucun obstacle n'empêche l'écoulement facile de la bile.

Ainsi que nous le verrons, ces deux alternatives se sont toujours présentées dans toutes les tentatives de reproduction expérimentale de la lithiase chez les animaux.

Nous ignorons encore quelles sont les conditions que doit réunir, pour déterminer la lithiase, le microbe envahisseur. Il est probable que ces conditions sont variables et diffèrent dans leur mode d'action suivant la résistance de l'individu, l'état spécial des voies biliaires et la facilité ou la difficulté de l'écoulement de la bile. Ce que l'on peut dire cependant, étant donné le développement absolument insidieux de la cholélithiase, c'est que l'infection biliaire est ordinairement très légère. Plusieurs auteurs, avant nous, ont insisté sur ce point qu'un microbe, même non virulent, suffirait à déterminer des lésions lithogènes s'il existait de la stase biliaire. Il est donc logique de supposer que certains micro-organismes, tels par exemple ceux dont un des principaux caractères est d'être pyogènes, détermineront difficilement la production de calculs.

Existe-t-il des lithiases non microbiennes ? Naunyn s'est demandé si, dans certaines circonstances, la bile ne pourrait pas être considérée comme un véritable poison protoplasmique (protoplasmagift), détruisant l'épithélium de la muqueuse et réalisant ainsi les conditions nécessaires à la formation des calculs ? Mais on sait que l'épanchement de la bile dans le péritoine ne produit aucun accident ; que la bile injectée sous la peau se résorbe rapidement. Le pouvoir nocif de la bile sur les tissus ne saurait donc être admis et Naunyn lui-même n'attribue pas une grande importance à cette hypothèse.

MM. Hanot et Létienne, dans leur communication sur diverses variétés de lithiase biliaire (*Soc. de biologie*, 21 décembre 1895), semblent admettre qu'il existe toute une variété de calculs dans la production desquels l'intervention des micro-organismes ne serait pas nécessaire. « Jusqu'ici, disent-ils, nous n'avons jamais constaté l'absence de microbes dans les calculs biliaires (et aussi dans la bile correspondante) que dans les lithiases consécutives à une obstruction complète du cholédoque et dues, non à l'enclavement d'un calcul, mais à une compression résultant d'une néoplasie voisine, à un cancer de la tête du pancréas, avec ou sans dilatation vésiculaire, ainsi que nous en avons observé deux exemples. » MM. Hanot et Létienne donnent ensuite les caractères morphologiques de ces calculs non microbiens.

Nous n'avons à apporter ici aucun fait infirmant ou confirmant cette opinion, qui du reste n'a pas été encore très approfondie par ces auteurs.

Il y aura peut-être lieu plus tard de décrire une variété de lithiase par toxiques chimiques. C'est évidemment dans ce groupe qu'il faudra ranger ces cas curieux dans lesquels on aurait trouvé un globule de mercure au centre des concrétions. Mais nous pensons que ces faits seront toujours exceptionnels et actuellement ils sont encore bien peu connus.

D'une toute autre importance seraient peut-être pour la production de la lithiase les lésions vésiculaires déterminées par certaines toxines végétales ou microbiennes. Les faits étudiés récemment par notre collègue M. H. Claude démontrent l'existence de ces lésions qui ne sauraient être, à l'heure actuelle, passées sous silence, car elles laissent concevoir la possibilité de cholélithiases d'une nouvelle espèce.

Nous décrirons donc deux variétés de lithiase : variété coli-bacillaire, variété typhique et nous consacrerons ensuite quelques lignes aux intéressantes recherches de M. H. Claude.

I. — Lithiase coli-bacillaire.

Dans tous les cas de lithiase biliaire que nous avons examinés, c'est toujours le coli-bacille que nous avons trouvé au centre des calculs. C'est à ce micro-organisme que revient certainement la première place, la part la plus grande, dans la genèse de la lithiase biliaire, ainsi que l'avaient déjà fait ressortir MM. Gilbert et Dominici dans leur communication de 1894 et que nous l'avions établi, M. Gilbert et moi dans le travail présenté à la Société de biologie, au mois de février 1896.

Naunyn de son côté avait entrevu le rôle considérable que joue ce microbe.

Le fait n'a rien d'étonnant ; le coli-bacille, hôte normal de l'organisme, est, en effet, l'agent principal des infections des organes qui avoisinent le tube digestif ; c'est, suivant l'expression de MM. Gilbert et Dominici, « le grand envahisseur des voies biliaires ». Sa mobilité est certainement une condition favorable à l'ascension du cholédoque dans lequel il ne rencontre comme obstacle que l'écoulement normal et régulier de la bile.

Nous avons déjà montré comment la plupart des auteurs,

et en particulier Naunyn, ont insisté sur l'importance de la stase biliaire. C'est là, en effet, la condition prépondérante de l'invasion des voies biliaires par le coli-bacille. Toutes les causes qui amènent un obstacle au cours de la bile doivent donc être considérées comme éminemment favorables à la production de la lithiase, en faisant du contenu de la vésicule un milieu propre au bacille d'Escherich ; telles sont : la parésie des parois de la vésicule chez les vieillards, les coudures du canal cystique et du canal cholédoque, les compressions de ces conduits et, d'une façon générale, toutes les conditions qui modifient leur trajet normal et rétrécissent leur calibre : la grossesse, la compression du foie par le corset ou, chez les soldats, par le ceinturon, ainsi qu'on l'a remarqué en Allemagne, l'hépatoptose, l'entéroptose, la néphroptose, etc.

Dans d'autres conditions, le coli-bacille est apporté dans les voies biliaires par les parasites de l'intestin, et les lésions qui détermineront la cholélithiase sont alors sans doute sous la double dépendance du parasite et des microbes qu'il a apportés avec lui.

Les corps étrangers provenant de l'alimentation et que l'on trouve quelquefois dans les voies biliaires, surtout chez les bovidés agissent d'une manière analogue, et il n'est point étonnant qu'on les ait rencontrés au centre des concrétions biliaires.

Nous ferons remarquer que ces faits sont rares.

Les troubles gastro-intestinaux ont certainement une influence considérable sur la production de la lithiase et M. Hayem n'hésite pas à rattacher celle-ci à des altérations fonctionnelles de l'estomac. M. Ollier et M. Dufourt ont, eux aussi, constaté la fréquence des dyspepsies comme accident précédant la lithiase. Ces troubles agissent sans doute en augmentant la vitalité et la virulence du colibacille et en facilitant son ascension dans les voies biliaires.

On a également noté dans quelques cas les rapports entre l'ictère catarrhal et la cholélithiase. M. Dufourt (*Rev. de méd.*, 1893) en cite deux exemples qui semblent tout à fait démonstratifs. Dans un cas il s'agit d'une femme de 5o ans, n'ayant eu d'autre antécédent morbide que du rhumatisme musculaire, et chez laquelle, deux mois après la terminaison d'un ictère catarrhal qui avait duré une quinzaine de jours et qui s'était manifesté par de l'embarras gastrique, des vomissements, de la fièvre et de l'ictère, éclatait un premier accès de coliques hépatiques avec ictère, qui dura trois jours. Dans le second cas, c'était un homme de 52 ans, robuste paysan, chez lequel l'ictère catarrhal avait duré huit jours ; trois semaines après le rétablissement complet de la santé, les premières coliques hépatiques s'étaient montrées, suivies de subictère et de coloration acajou des urines. « On pourrait considérer, ajoute M. Dufourt, l'ictère catarrhal chez nos deux malades, comme une infection sous la dépendance de la lithiase préexistante et fruste, les lésions de la lithiase servant de porte d'entrée à l'agent pathogène. En réalité, nous n'avons aucune raison de croire que la lithiase existait auparavant, et il est plus légitime d'admettre l'ordre de succession des faits, tel que nous avons pu le constater, sans recourir à des hypothèses. Ici encore nous dirons : infection biliaire primitive, angiocholite, lithiase biliaire consécutive. »

Mais très souvent la lithiase n'a été précédée par aucune affection; son début est obscur, insidieux, les lésions qui la déterminent se font sans aucun symptôme. Cette lithiase est celle que l'on observe chez les individus n'ayant antérieurement présenté aucun trouble sérieux de la santé, n'ayant jamais été atteints d'infections d'origine extérieure, telles surtout que la fièvre thypoïde; c'est une lithiase par auto-infection; c'est la lithiase des arthritiques.

Chez les animaux, qui sont réfractaires à la fièvre typhoïde, c'est encore le coli-bacille que l'on retrouve comme agent de la formation des calculs biliaires, ainsi que le démontre l'analyse bactériologique que nous avons faite de trois calculs trouvés dans des vésicules de bœuf.

Il est bien probable que c'est également au même agent pathogène qu'il faut attribuer les lithiases observées par quelques auteurs, sur différents autres animaux : le chien, le lapin. Chez ces derniers l'affection est exceptionnelle, il est vrai, comme d'ailleurs toutes les auto-infections colibacillaires.

II. — **Lithiase typhique.**

Il n'est plus douteux aujourd'hui que la cholécystite constitue une localisation fréquente du bacille d'Eberth au cours de la fièvre typhoïde. « L'infection suppurative des voies biliaires, disent MM. Gilbert et Girobe, constitue une des modalités principales de l'action de la fièvre typhoïde sur le foie ». Le nombre des cas où la lithiase a nettement succédé à la dothiénentérie est aujourd'hui assez considérable. M. Bernheim a, l'un des premiers, entrevu cette relation, et a invoqué pour l'expliquer, la propagation possible aux voies biliaires du « catarrhe gastro-intestinal typhique ». « J'ai vu, dit-il, trois ou quatre fois de véritables accès de coliques hépatiques, deux fois avec légère suffusion ictérique, survenir pendant le cours de la fièvre typhoïde, chez des sujets qui n'en avaient pas présenté auparavant. La fièvre typhoïde produirait-elle une altération ou une stagnation de la bile, susceptible de produire la lithiase chez des individus prédisposés? Cela me paraît vraisemblable, d'après ces quelques faits d'observation. Le catarrhe gastro-intestinal typhique peut, on le conçoit, se propager aux voies biliaires. »

Les recherches de Dupré, Gilbert et Girode, Chiari, en démontrant chez des typhiques, atteints ultérieurement de cholécystite et de lithiase, la présence du bacille d'Eberth dans la vésicule, ont substitué à l'hypothèse de Bernheim, la notion exacte de l'infection biliaire et permis d'établir la théorie de la cholécystite typhique lithogène.

Les faits de lithiase consécutive à la fièvre typhoïde, sont déjà, ainsi que nous l'avons dit, assez nombreux ; trop nombreux pour que l'on puisse invoquer une simple coïncidence. Dufourt (*Rev. de méd.*, 1893) a recueilli 14 observations personnelles de lithiase biliaire post-typhique. Les malades, d'âges divers, n'avaient jamais antérieurement présenté aucun symptôme d'affection du foie ou des voies biliaires. Chez 12 d'entre eux, les coliques hépatiques se montrèrent moins de six mois après la guérison de la dothiénentérie ; chez les deux autres, les symptômes n'apparurent qu'au bout de quatre et six ans, mais ces malades avaient souffert depuis leur fièvre typhoïde de douleurs hépatiques sourdes.

Dans un cas que nous avons publié, M. Gilbert et moi, à la *Société de biologie* (21 juillet 1894), une femme de 21 ans, deux mois et demi après la terminaison d'une fièvre typhoïde de moyenne intensité, au cours de laquelle s'était développée une parotidite double, présenta pour la première fois une crise de coliques hépatiques violentes, sans cependant aucun symptôme de rétention biliaire.

M. Hanot, dans une leçon récente (*Bull. méd.*, 22 janvier 1896), rapporte plusieurs cas de lithiase bilaire consécutive à la fièvre typhoïde.

« En 1880, dit-il, pendant que je dirigeais, comme médecin du Bureau central, le service de l'hôpital des Tournelles, une jeune malade fut prise, pendant la convalescence d'une fièvre typhoïde, de douleurs vives dans l'hypocondre droit, accompagnées de vomissements bilieux et d'un léger ictère. Je ne me prononçai pas sur l'origine de ces accidents.

Il y a deux ans, une jeune fille de 19 ans, qui était restée dans le service pendant près de deux mois pour une fièvre typhoïde, au n° 7 de la salle Grisolle, présenta au cours de la convalescence une complication semblable. La fièvre avait complètement disparu. La malade qui commençait à manger avec un grand appétit, mais avec les précautions usitées en pareille situation, fut prise tout à coup, deux heures environ après le déjeuner, de violentes douleurs abdominales et de vomissements bilieux ; la température monta à $39°,2$, le pouls était presque incomptable, la face grippée. On crut tout d'abord à une perforation intestinale. La douleur et les vomissements persistèrent pendant toute la journée et toute la nuit. Le lendemain matin, notre malade montrait un ictère foncé : la fièvre avait disparu avec les douleurs et les vomissements ; les urines étaient rouge acajou ; les fèces complètement décolorées, argileuses. L'ictère persista une quinzaine de jours.

Les matières fécales furent tamisées dès le début de la jaunisse. Trois jours après on y trouvait un calcul du volume d'un pois. La colique hépatique était donc certainement d'origine lithiasique. »

Dans un troisième cas enfin, M. Hanot a pu aller plus avant dans l'étude des conditions pathogéniques et prouver avec la plus grande netteté, que le bacille typhique a provoqué la formation de calculs biliaires.

Chez une femme morte au cours d'une fièvre typhoïde, un mois après le début de la maladie, l'autopsie fit constater les particularités suivantes : « La vésicule biliaire est dilatée ; elle contient une bile de coloration foncée. Près de son fond, il existe dans la paroi externe une petite pustule du volume d'un pois. Les voies biliaires attirent l'attention par la dilatation du canal cystique et du canal cholédoque, et la présence de calculs à leur niveau. On en compte 8 dans la vésicule biliaire, 26 dans le canal cystique, une quinzaine dans le canal cholédoque. Il n'en existe pas dans le canal hépatique, ni dans les prolongements biliaires intra-hépatiques.

« Leur forme est variable, mais jamais arrondie. Ils prennent l'apparence de pyramide, de prisme, de double croissant accolé avec arrête à leur ligne de jonction, de grain de café. Ils présentent des faces successivement convexes, planes ou excavées, limitées par des arêtes mousses. Leur surface est lisse. Il n'existe pas de saillies à leur niveau comme dans les calculs muriformes. Le volume varie depuis celui d'un haricot jusqu'à celui d'une tête d'épingle. Le poids est léger : les plus volumineux pèsent de 15 à 20 centigrammes. Il en faut une dizaine en moyenne pour peser 1 gramme.

La coloration extérieure est jaune d'œuf. Conservés à sec, les calculs perdent au bout d'un certain temps cette coloration. Ils deviennent plus ternes. Le fond jaune se tache de points et de lignes noirâtres. Ils s'écrasent facilement sous une pression légère du doigt. On reconnaît alors qu'ils sont formés de deux parties : d'une écorce ou coque très mince, de couleur jaune, et d'un centre de teinte brun chocolat.

Un gros calcul est sectionné avec un scalpel stérilisé. Une parcelle de la masse centrale, brun chocolat, est le point de départ de cultures en bouillon, gélose, gélatine et de colorations sur lamelles. Les préparations montrent l'existence de bâtonnets plus longs que larges, plus ou moins allongés, isolés ou réunis en amas, qui prennent les couleurs d'aniline et se décolorent par la méthode de Gram. En bouillon, il se fait d'abord un trouble, puis un précipité au fond du tube. La gélatine n'est pas liquéfiée. La culture sur gélose est formée de très nombreuses petites colonies. Tous ces milieux renferment le même bacille court ou allongé, parfois filamenteux, incurvé, en point d'interrogation, se décolorant par la méthode de Gram.

Les cultures isolées sur gélose servent à un nouvel ensemencement sur agar, et à des cultures sur pomme de terre ; sur celle-ci, la culture est discrète, limitée au point d'ensemencement sous forme d'un enduit jaune brunâtre. Il ne se produit pas de fermentation en bouillon lactosé. Les calculs contiennent donc le bacille d'Eberth à l'état de pureté dans leur intérieur. »

C'est le premier, et encore l'unique cas du reste, dans lequel le bacille d'Eberth ait été constaté au centre d'un calcul ; ce fait de M. Hanot présente en outre un très grand intérêt car il suffirait à lui seul, s'il en était encore besoin, à démontrer l'origine microbienne de la lithiase ; aussi avons-nous tenu à le citer dans tous ses détails.

Les lésions de la vésicule qui seront le point de départ de la production de la lithiase, ne s'accompagnent ordinairement d'aucun symptôme ; sur les 18 faits de cholécystite typhique rapportés par Hagenmüller dans sa thèse (Paris, 1876) 11 portent la mention : ignorée pendant la vie. On sait que, dans certains cas, c'est par la perforation de la vésicule, et la péritonite suraiguë consécutive, que se manifestent seulement les lésions du réservoir biliaire. Dans un seul des cas de M. Dufourt, il y eut pendant le cours de la maladie un peu de douleur dans la région de la vésicule et l'on porta le diagnostic de cholécystite. Les coliques hépatiques apparurent seulement deux mois après.

Nous n'insisterons pas sur le mécanisme de l'invasion des voies biliaires par le bacille d'Eberth au cours de la fièvre typhoïde, c'est ici encore l'infection ascendante qu'il faut invoquer dans la généralité des cas. Il faut ajouter que, au cours d'une maladie comme la dothiénentérie, la quantité de la bile est diminuée et son écoulement ralenti. Les expériences de Pisenti (1) ont démontré que, pendant la fièvre

---

(1) *Arch. f. experim. Path. med. Pharm.*, 1886.

septique, ou simplement calorique (obtenue artificiellement en chauffant l'animal), la bile diminue de moitié à un tiers. La diminution porte sur l'eau et les matériaux solides si la fièvre est septique et dans ce dernier cas la quantité du mucus augmente.

III. — Hémorrhagies de la vésicule biliaire d'origine toxi-microbienne.

Depuis longtemps, les anciens auteurs avaient signalé l'existence d'hémorrhagies vésiculaires au cours de certaines maladies infectieuses : typhus, choléra, fièvre jaune, ictère grave, etc. (1). D'autre part, on a vu dans quelques cas, un petit caillot sanguin constituer le noyau d'un calcul biliaire : tel est l'exemple rapporté par Bouisson.

L'interprétation pathogénique de ces faits était jusqu'à présent difficile à donner. On peut admettre que, dans un certain nombre de cas, des lésions ulcéreuses de la vésicule se sont produites, dues à l'action directe des micro-organismes pathogènes, comme cela a lieu dans la fièvre typhoïde par exemple.

Les recherches de M. H. Claude, relatives à l'action des toxines végétales et microbiennes sur les divers organes, viennent de montrer que certaines de ces toxines peuvent aussi déterminer du côté de l'appareil biliaire toute une série de lésions importantes.

Sur 82 animaux, chiens, lapins, cobayes, souris, intoxiqués par la ricine, l'abrine et les bouillons filtrés ou chauffés de bacille diphtérique, tétanique, pyocyanique, de coli-ba-

---

(1) BARTH et BESNIER. *Dict. encyclopéd.*

cille, de streptocoque, de staphylocoque, sept fois M. Claude,
à l'autopsie d'animaux sacrifiés ou morts spontanément, a
noté la présence dans la vésicule de caillots sanguins purs
ou de sang dilué dans la bile.

Deux de ces faits nous paraissent plus particulièrement
intéressants.

Obs. I. — Lapin intoxiqué lentement au moyen de la toxine
pyocyanique par M. Charrin qui a bien voulu nous remettre cet
animal et nous en confier l'autopsie.

A l'examen du foie nous trouvons la vésicule remplie par une
masse d'une consistance assez ferme. Après avoir sectionné la
paroi nous constations que cette masse, qui se moulait exactement
sur la cavité vésiculaire, était constituée par un caillot adhérent
intimement par places à la paroi. Celle-ci était un peu épaissie et
présentait des traces de foyers hémorrhagiques, origines du caillot.
Quant à ce dernier, qui pénétrait presque dans le col de la vésicule,
il se montrait formé d'une partie centrale plus foncée et plus molle
et de couches stratifiées périphériques très apparentes sur la
coupe.

Des ensemencements faits sur les milieux ordinaires de culture
avec la partie centrale du caillot donnèrent des colonies de bacterium coli à l'état pur. La présence de ce micro-organisme ne pouvait être rapportée à une infection agonique ou post mortem, car
l'animal avait été sacrifié et autopsié aussitôt après.

L'examen histologique du caillot montra qu'il était formé par
un réticulum fibrineux contenant un assez grand nombre de leucocytes de petite taille presque réduits à leur noyau vivement
coloré par les réactifs, souvent groupés par petits amas, et des
hématies rares surtout visibles à la périphérie.

Çà et là, mais particulièrement vers le centre, ce caillot contient
des parties formées d'une substance amorphe brun rougeâtre
constituée par la matière colorante des globules rouges détruits.

Vers la partie externe, la fibrine apparaît nettement déposée en couches superposées.

Les coupes de la paroi de la vésicule nous ont permis de reconnaître que le sang épanché provenait de la muqueuse. En effet, on constate que l'épithélium est bien conservé sur presque toute l'étendue, sauf en certains points où il disparaît peu à peu. Là le caillot qui n'était qu'accolé à l'épithélium se continue directement avec l'infiltration hématique sous-muqueuse, la barrière épithéliale étant détruite. D'une façon générale, la paroi vésiculaire n'est pas très malade. Par endroits les vaisseaux de la muqueuse sont un peu congestionnés ainsi que ceux de la couche musculaire ; on peut voir même sur certaines coupes une artériole dont la tunique interne est épaissie. Mais au niveau de l'épanchement, l'aspect est différent : le tissu cellulaire sous-muqueux a en partie disparu, la muscularis mucosæ fragmentée est presque dénudée et les couches conjonctive et musculaire voisines sont infiltrées par le sang à une assez grande distance, de sorte que la structure normale de la paroi est absolument bouleversée. Les coupes colorées par la méthode de Gram et de Kuhne-Nicolle ne nous ont décelé la présence d'aucun microbe.

Il s'agit donc, dans ce cas, d'une hémorrhagie de la vésicule biliaire qui s'est produite sur plusieurs points de la paroi peut-être consécutivement à la thrombose d'un gros tronc vasculaire, mais que nous n'avons pu retrouver, ou bien encore par suite de lésions multiples et directes des petits vaisseaux. Quoi qu'il en soit, cette hémorrhagie paraît bien être due à l'intoxication pyocyanique et non à une infection, car la paroi de la vésicule ne présentait pas de lésions inflammatoires et ne contenait pas de microbes. Ceux-ci ne se sont montrés dans le caillot que secondairement ; la présence de ce dernier dans la vésicule aurait favorisé, par les troubles fonctionnels qu'il a pu déterminer, l'ascension des germes hôtes habituels de la dernière portion du cholédoque.

Obs. III. — Cobaye inoculé sous la peau avec un bouillon filtré

de bacille pyocyanique (3 c.c. le 28 mai, et 2 c.c. le 1er juin).
L'animal est trouvé mort le 3 juin.

L'autopsie montre une congestion très prononcée des poumons.
Le foie est brun noirâtre. La vésicule est petite, rétractée, ne contient pas de bile et est remplie par une petite masse solide gris
noirâtre. Les reins sont congestionnés et mous. Les capsules surrénales sont rouge foncé sans hypertrophie notable.

L'examen histologique de la vésicule montre que la paroi contient des vaisseaux capillaires extrêmement dilatés ; sa muqueuse
est froncée et les vaisseaux font saillir la couche épithéliale de
sorte que par places il semblerait qu'il existe de véritables sinus
gorgés de sang. Çà et là dans la paroi fibro-conjonctive quelques
artérioles sont également dilatées et gorgées de sang. Cette paroi
est épaissie par places et infiltrée d'éléments cellulaires arrondis.
Les culs-de-sac glandulaires sont normaux, sans trace de processus
inflammatoire. Sur certains points les capillaires sous-épithéliaux
sont rompus et ont donné lieu à une hémorrhagie qui s'est faite
surtout dans l'intérieur de la vésicule, mais on ne retrouve pas
comme dans le cas précédent (obs. I) un caillot constitué. Le sang
épanché s'est sans doute déversé peu à peu dans l'intestin et il ne
reste sur la paroi que de minces coagulations fibrineuses avec
quelques globules en rapport avec des capillaires ectasiés qui se
sont rompus à un certain moment et ont cicatrisé leur lésion.

Ce cas est particulièrement remarquable par les altérations vasculaires. Il s'agit, en effet, d'un véritable état télangiectasique des
vaisseaux de la muqueuse. Ce processus semble donc bien indiquer
une action élective de certains poisons microbiens sur la muqueuse
de la vésicule biliaire.

Les coupes de la paroi ainsi que les ensemencements du coagulum ont démontré l'absence de microbe dans ce cas.

M. Claude rapporte, en outre, le cas d'une femme de
83 ans, morte avec des symptômes généraux, fièvre,
vomissements, sans signes physiques appréciables et chez
laquelle il trouva la vésicule remplie par un volumineux

grumeau noir, épais, assez consistant, adhérent par place à la paroi, contenant des cristaux, des cellules épithéliales, une substance anhiste non colorée, enfin une grande quantité de globules rouges et quelques globules blancs. L'autopsie ne put être faite dans de bonnes conditions, mais il faut toutefois retenir ce fait d'une extravasation sanguine abondante à l'intérieur de la vésicule.

« Les observations que nous venons de rapporter prouvent d'une façon certaine l'existence d'hémorrhagies au niveau de la vésicule biliaire. Lorsque nous constations la présence de sang dans la bile en quantité plus ou moins considérable, nous nous étions demandé si la congestion hépatique ne devait pas être incriminée et si le sang ne s'était pas déversé au niveau du lobule hépathique ou dans les premières radicules des canaux biliaires. Cette hypothèse est écartée par l'analyse des faits : dans deux cas examinés au point de vue histologique nous avons relevé la présence d'altérations des parois de la vésicule portant particulièrement sur les vaisseaux qui présentaient des altérations d'origine inflammatoire ou purement congestives déterminant un état télangiectasique très spécial de la muqueuse. Le fait établi anatomiquement ne l'est pas moins au point de vue pathogénique.

Nos expériences ont trait à des intoxications microbiennes et nous sommes autorisé, autant qu'on peut l'être en pathologie expérimentale, à rapporter les lésions déterminées à la seule cause mise en jeu : la toxine microbienne. Comment agit cette dernière?

Y a-t-il parmi les toxalbumines contenues dans les bouillons de culture des différents micro-organismes, des principes ayant une action élective sur l'appareil vasculaire ou vaso-moteur des voies biliaires, comme il existe certains poisons ayant une action vaso-motrice plus spéciale sur certains organes? Ce sont des questions que des recherches ultérieures élucideront sans doute.

A l'heure actuelle, nous n'avons voulu attirer l'attention que sur des faits bien nets : l'injection de toxines microbiennes détermine parfois chez des animaux des lésions vasculaires des parois de la vésicule biliaire donnant lieu à des épanchements sanguins ou à la formation de caillots intra-vésiculaires. »

On comprend le rôle que peuvent jouer dans la formation des calculs biliaires, les globules sanguins épanchés dans la vésicule. Ils contiennent en quantité notable eux aussi de la cholestérine et de la chaux et leur altération mettant ces substances en liberté dans le milieu biliaire pourrait rapidement amener la précipitation de cristaux de bilirubinate de chaux, la formation de masses de cholestérine, et, d'autre part, la production de cristaux d'hématoïdine ainsi que Frerichs l'a observé dans un cas. Tous ces éléments réunis aux hématies et aux leucocytes plus ou moins altérés, et agglomérés par la fibrine et le mucus pourraient constituer le centre d'un calcul.

Bien que nous n'ayons pour notre part jamais observé de fait analogue, bien que nous n'ayons jamais trouvé ni traces de globules rouges, ni cristaux d'hémine au centre des calculs que nous supposions formés de cette manière, nous partageons tout à fait l'opinion de M. Claude sur la possibilité d'une lithiase consécutive à des lésions hémorrhagiques de la vésicule par poisons microbiens, sur l'existence d'une lithiase toxi-microbienne.

CHAPITRE VI

La doctrine microbienne de la lithiase et les données étiologiques de cette affection.

La doctrine microbienne de la lithiase s'adapte-t-elle aux données que l'on possède actuellement sur l'étiologie de cette affection ? Il est important de résoudre cette question, car au premier aspect certaines de ces données sembleraient plaider contre le rôle que nous attribuons aux microbes dans la formation des calculs, ou du moins ne mettent pas en lumière la nécessité de l'intervention microbienne dans la genèse des concrétions biliaires.

Tous les auteurs, après avoir insisté sur l'énorme fréquence de la cholélithiase, parlent de « l'influence capitale du sexe, de l'âge, de l'hygiène individuelle » (CHAUFFARD).

La lithiase biliaire est beaucoup plus fréquente chez la femme que chez l'homme, et c'est surtout pendant la période sexuelle de la vie qu'on la rencontre chez elle. Si l'on tient compte de toutes les conditions qui favorisent, chez la femme, la stagnation de la bile, on ne sera pas étonné de cette grande prédominance ; abus des corsets trop serrés, type costo-supérieur du mode respiratoire, fréquence des prolapsus abdominaux, et en particulier de l'hépatoptose avec coudure brusque du cholédoque. On comprend facilement combien toutes ces conditions faci-

litent l'invasion de l'appareil biliaire par les micro-organismes de l'intestin; en outre, pendant la grossesse, à la
suite de laquelle éclatent si souvent les premiers symptômes de la cholélithiase, pendant la lactation, la femme
n'est-elle pas exposée à des infections multiples, n'est-elle
pas dans un état d'infériorité réelle vis-à-vis des invasions
microbiennes exogènes comme vis-à-vis des auto-infections?
Au cours de la grossesse, en même temps que l'écoulement
de la bile peut être gêné d'une façon permanente par le
développement de l'utérus, et que tous les organes abdominaux sont fortement comprimés et déviés, les troubles
digestifs sont constants : constipation, diarrhée. Toutes ces
causes ne concourent-elles pas à favoriser l'ascension dans
une vésicule qui se vide mal, de germes dont la vitalité et
la virulence se trouvent augmentées par ces conditions
mêmes?

Les données relatives à l'âge concordent, elles aussi,
parfaitement avec la théorie pathogénique que nous défen-
dons. La lithiase biliaire est rare chez les enfants, et cela
malgré la fréquence des infections intestinales; mais elle
est rare comme la stase biliaire elle-même; les ptoses vis-
cérales n'existent point à cette période de la vie, et les
parois de la vésicule possèdent encore, comme celles de
tous les organes analogues, leur puissance contractile.

Il n'en est plus de même chez l'adulte et surtout chez le
vieillard. On sait qu'avec l'âge se produit une atrophie des
muscles, et en particulier des muscles lisses qui entrent
dans la structure des parois des divers réservoirs. Charcot
a démontré cette atrophie des éléments musculaires lisses
dans les parois de l'appareil biliaire.

Ces altérations séniles déterminent une atonie, une parésie, plus ou moins considérables, qui retardent certainement et entravent l'écoulement de la bile, en même temps qu'elles favorisent par conséquent l'ascension des microbes. Il est intéressant de comparer, à ce point de vue, la vésicule biliaire à la vessie et à l'intestin chez les vieillards.

Il nous reste à envisager les questions de climats et d'hygiène individuelle.

On a incriminé surtout les pays froids et humides, mais en réalité, l'influence des climats est encore bien peu connue et bien peu certaine.

« On croit que, dans quelques contrées, dit Naunyn, les calculs sont plus fréquents et on attribue cette fréquence au genre d'alimentation ; cependant malgré les statistiques que l'on a rapportées et qui semblaient démonstratives, je doute de la réalité de cette cause. La lithiase, en effet, est à peu près également fréquente chez des populations dont les conditions de vie diffèrent beaucoup suivant les climats, la nature du pays et l'alimentation elle-même, comme à Dresde, à Vienne et à Bâle. »

On a noté également une fréquence particulière de la lithiase chez les gros mangeurs et les obèses. Les personnes qui exercent une profession sédentaire y seraient aussi plus spécialement prédisposées ; mais il serait bien facile de montrer combien dans toutes ces conditions peuvent être fréquents les troubles digestifs et, à leur suite, les infections ascendantes de l'appareil biliaire. D'ailleurs nous ferons remarquer que si quelques auteurs attribuent au genre de vie, à la vie luxueuse, une prédominance dans le nombre de cas de lithiase, d'autres auteurs au contraire pensent que cette affection est plus fréquente chez les individus pauvres, et on sait « qu'il n'est pas de vieille femme à la Salpêtrière, à l'autopsie de laquelle on ne trouve des calculs dans la vésicule. »

Est-il nécessaire de rappeler ici les expériences de Naunyn et de ses élèves, démontrant que la proportion de cholestérine et de chaux dans la bile reste remarquablement fixe et indépendante de l'alimentation?

En réalité, dans les conditions étiologiques que nous venons de passer en revue, on peut trouver un lien commun qui les réunit toutes, car toutes peuvent être ramenées à ces deux termes : stase de la bile et troubles digestifs.

L'efficacité de ces derniers dans la production des calculs biliaires n'a pu échapper à quelques auteurs, et M. Hayem, en particulier, regarde la dyspepsie gastro-intestinale comme une cause fréquente de cholélithiase. Dans un mémoire paru en 1889, M. V. Ollier conclut de ses observations personnelles, que la dyspepsie ancienne se rencontre dans plus de 37 p. 100 des cas de lithiase. (Dufourt. *Rev. de méd.*, 1893.)

Nous n'envisageons pas ici la question encore très obscure de la prédisposition morbide et de l'hérédité, dans leurs rapports avec la lithiase; nous ne nous préoccuperons pas non plus de l'état de la nutrition chez les lithiasiques. Les auteurs allemands, Naunyn entre autres, rejettent l'opinion qui attribue à toutes ces conditions un rôle quelconque dans la production des calculs ; nous ferons, quant à nous, simplement remarquer que les conditions de terrain, de prédispositions morbides, que le ralentissement de la nutrition, n'infirment en rien le rôle déterminant des micro-organismes dans la production de la lithiase et nous dirons avec Galippe : « la théorie parasitaire n'exclut pas la théorie humorale, pas plus que l'introduction dans la pathologie du rôle des microbes comme agents producteurs de certaines maladies, n'a modifié l'idée ancienne du terrain, c'est-à-dire du malade ».

CHAPITRE VII

Quelques tentatives de reproduction expérimentale de la cholélithiase.

Les tentatives de reproduction expérimentale de la lithiase chez les animaux ont jusqu'à présent complètement échoué ; on nous excusera donc de ne pas faire ici un historique complet de toutes ces tentatives et de rapporter seulement quelques-unes de celles qui se rapprochent de nos propres expériences sur ce sujet.

On peut classer les essais de reproduction artificielle de la cholélithiase en cinq groupes :

1° Production de la stase biliaire par : ligature complète du cholédoque ; ligature incomplète du cholédoque.

2° Introduction dans la vésicule de corps aseptiques.

3° Introduction dans la vésicule de micro-organismes.

4° Introduction dans la vésicule de corps septiques.

5° Introduction dans la vésicule de substances chimiques capables de modifier la constitution de la bile.

La ligature du canal cholédoque complète ou incomplète, pratiquée à différentes hauteurs, la ligature du canal cystique, ont été pratiquées par un grand nombre d'auteurs dans des buts très divers. Jamais on n'a noté la formation de concrétions dans la vésicule.

Nous avons répété ces expériences sur 14 animaux, chiens, lapins, cobayes, sans produire autre chose que des lésions hépatiques ou des angio-cholécystites sur lesquelles nous n'avons pas à insister ici.

L'introduction dans la vésicule de corps étrangers septiques ou aseptiques et d'espèces très diverses a été essayée par un très grand nombre d'auteurs. Plusieurs eurent même l'idée d'introduire des calculs ou des fragments de calculs dans l'espoir que la précipitation de la cholestérine ou des pigments biliaires se ferait plus facilement. M. Labes a fait, dans le laboratoire de M. Naunyn, des expériences très complètes avec divers corps étrangers et entre autres des calculs biliaires. Ainsi furent introduits dans la vésicule d'un chien, sans ligature préalable des conduits :

1° Un morceau de calcul de cholestérine cristallisée pesant o gr. 365 (séché à l'air);

2° Un calcul moins dense de cholestérine contenant une forte proportion de bilirubinate de chaux et pesant o gr. 257;

3° Un calcul semblable pesant o gr. o81 ;

4° Un petit calcul de bilirubinate de chaux du poids de o gr. o48.

Près de deux mois après le chien fut sacrifié; les calculs trois et quatre avaient disparu de la vésicule ; le deuxième séché à l'air ne pesait plus que o gr. o85 ; quant au premier il avait également diminué de volume et ne pesait plus que o gr. o88.

On voit donc que les corps étrangers introduits dans la vésicule ont tendance à s'éliminer probablement par les voies naturelles ; quant aux calculs ils y sont dissous, fragmentés et finiraient sans doute par être définitivement expulsés.

Nous avons obtenu un résultat semblable en introduisant dans la vésicule des fils de soie aseptiques ou septiques.

Chien de 7 kilogr.

22 octobre 1895. Laparotomie, ouverture du fond de la vésicule biliaire. La bile est recueillie dans des pipettes stérilisées.

Introduction dans la vésicule d'un fil de soie aseptique long de 10 centim. Fermeture de la vésicule, suture de la paroi.

Examen bactériologique et culture de la bile négatifs.

Une portion de la bile recueillie dans un tube stérilisé est ensemencée avec un bactérium coli mobile provenant d'un calcul, et placée à l'étuve à 33°.

Le microbe pousse abondamment mais sans amener la formation de précipités.

Le chien se rétablit très rapidement de l'opération.

22 mars 1896. Cinq mois après laparotomie, ouverture de la vésicule, bile normale ; on ne retrouve rien du fil de soie, pas de concrétions.

Chienne 9 kilogr. 500, a eu des petits au mois d'août 1895.

2 novembre 1895. Laparotomie, ouverture du fond de la vésicule, introduction d'un fil de soie de 10 centim. de long ayant séjourné pendant plusieurs heures dans un bouillon de coli-bacilles mobiles trouvés dans un calcul.

La bile est recueillie et examinée bactériologiquement ; résultats négatifs.

Le 6. L'animal semble très bien portant.

La bile que l'on a recueillie dans des tubes stérilisés est restée aseptique, elle est alors ensemencée avec un coli-bacille mobile provenant d'un calcul et placée à l'étuve à 33°. Les microbes se développent sans amener de précipités.

24 juin. C'est-à-dire plus de sept mois st demi après l'opération, l'animal est sacrifié. Adhérences multiples à la face inférieure du foie ; vésicule très petite, paroi épaisse ; la muqueuse semble absolument saine ; on ne trouve pas trace du fil de soie.

La bile est aseptique.

Toutefois d'autres auteurs ont pu obtenir de véritables cristallisations à la surface de corps étrangers introduits dans la vésicule et qui ne pouvaient être éliminés, vu leur volume et leur consistance, par les canaux d'excrétion. Ainsi Marcantonio a vu des couches stratifiées déposées à la surface d'un fragment de pierre ponce, mais il fait remarquer que les fils de suture servant à fermer l'ouverture de la vésicule n'avaient servi de point d'appel à aucun précipité malgré la lésion produite sur la muqueuse elle-même.

De notre côté, nous avons introduit chez deux chiens des fragments de moelle de sureau trop volumineux pour pouvoir passer par le canal cystique. Ces corps étrangers servaient en même temps de véhicule à des micro-organismes.

Chien âgé, 8 kil. 200.

10 mars. Laparotomie, ouverture du fond de la vésicule.

Aspiration de la bile dont les cultures restent stériles.

Introduction de fragments de moelle de sureau ayant séjourné pendant 24 heures dans une culture en bouillon de coli-bacille provenant de calculs humains.

12 mars. L'animal est triste, ne mange pas, paraît très affaibli ; aucun symptôme spécial, rien dans les urines, pas d'ictère.

Le 20. L'animal reste immobile, ne mange pas, maigrit rapidement, pas d'ictère.

Le 24. Mort dans la nuit.

Péritonite circonscrite ; nombreuses adhérences de la face inférieure du foie à l'intestin. Bile épaisse, comme granuleuse ; exulcérations de la vésicule ; nombreux débris épithéliaux en voie de dégénérescence, nageant dans la bile avec des globules sanguins altérés.

Les fragments de moelle de sureau sont imbibés de bile et présentent à leur surface de très petits précipités pigmentaires insolubles dans l'eau.

L'animal est mort d'infection coli-bacillaire.

Chien de 7 kil.

22 mars. Laparotomie, ouverture de la vésicule, bile normale.

Introduction dans la vésicule de fragments de moelle de sureau ayant séjourné, pendant vingt-quatre heures dans un bouillon contenant un coli-bacille virulent.

Le 24. Mort dans la nuit.

Autopsie quinze heures après la mort.

Le coli-bacille est retrouvé dans le sang et dans les viscères (foie, rate).

Bile épaisse; nombreux globules sanguins ; petite hémorrhagie au niveau de l'incision, caillots sanguins à ce niveau.

Pas de concrétions; les fragments de moelle de sureau sont simplement imbibés de bile.

L'injection dans l'appareil biliaire de micro-organismes divers, soit par le fond de la vésicule, soit par le cholédoque, a été pratiquée par de très nombreux auteurs, surtout en vue de déterminer des angiocholites et des cholécystites expérimentales.

Dans le but de provoquer la formation de calculs et de vérifier ainsi la justesse de la théorie microbienne, MM. Gilbert et Dominici, ont injecté dans la vésicule de 3 chiens des cultures de bacille d'Eberth et dans la vésicule d'un chien des cultures de bacille d'Escherich.

Parmi les animaux inoculés avec le bacille d'Eberth, le premier a succombé au bout d'un mois avec une cholécystite suppurée et une pneumonie double; le second a succombé au bout de trois mois sans lésions vésiculaires, avec une magnifique endocardite végétante des valvules mitrale et tricuspide ; le troisième a été sacrifié au bout de trois mois, ainsi que l'animal inoculé avec le bacille d'Escherich ; leur autopsie n'a montré aucune lésion..

On a employé aussi des substances chimiques diverses, sans plus de succès d'ailleurs. Ainsi M. Labes a introduit dans la vésicule de chiens des substances irritantes, acides, alcalines, capables, semblait-il, d'amener la formation de précipités dans la bile. Les résultats ont été nuls.

Voici les expériences que nous avons nous-même entreprises dans ce sens :

Chien 7 kilogr. 500.
11 février 1895. Laparotomie. Ponction de la vésicule biliaire et aspiration de la bile.

Celle-ci est aseptique.

Injection dans la vésicule ainsi vidée de trois ou quatre gouttes de teinture d'iode.

Le 17. Chien mort dans la nuit ; sutures de la paroi ont cédé.

On trouve de la cholécystite, de larges lambeaux épithéliaux en voie de dégénérescence ; coli-bacilles très nombreux ; bile épaissie ; peut-être quelques précipités de pigments biliaires (?).

Chien 6 kilogr. 800.
10 mars 1895. Laparotomie, ponction de la vésicule ; bile stérile.

Injection de trois gouttes de teinture d'iode ; pendant quinze jours environ l'animal semble légèrement affaibli ; il est triste, ne mange pas ; aucun symptôme spécial ; puis il se rétablit complètement.

11 juin. Laparotomie ; la vésicule est normale ainsi que la bile, pas de concrétions.

Chien 8 kilogr.
13 juin. Laparotomie ; la vésicule est pleine de bile.

Ligature incomplète, avec un fil de soie, du canal cholédoque à quelques millimètres de l'intestin ; puis injection dans la vésicule, à l'aide d'une seringue de Pravaz, de quatre gouttes d'acide lactique.

Contractions de la vésicule qui se vide en partie, ce qui démontre que la ligature du cholédoque n'est pas complète.

Le 17. Le chien est mort dans la nuit :

Infection coli-bacillaire ; bile épaissie ; épithélium desquamé ; pas de concrétions.

Chien 6 kilogr. 900.

11 juin. Laparotomie ; vésicule pleine de bile ; injection à l'aide d'une seringue de Pravaz de quelques gouttes d'une solution d'acide acétique au quart.

Immédiatement, contractions énergiques des parois de la vésicule qui se vide presque complètement. Alors, ligature incomplète, avec un fil de soie, du canal cholédoque, à trois ou quatre millim. du duodénum.

L'animal semble se rétablir assez rapidement et, les jours suivants, ne présente rien d'anormal.

(Nous n'avons pas encore sacrifié ce chien.)

Comme on le voit, aucune de ces expériences n'a donné de résultats réels et l'insuccès de toutes ces recherches, démontre la difficulté de la reproduction expérimentale de la lithiase.

Les animaux dont les différents auteurs ne sont servis ont été généralement des chiens et des lapins. Il faut remarquer que ces animaux ne font pas spontanément de lithiase biliaire ou n'en font que d'une façon tout à fait exceptionnelle. Ils sont donc mal choisis au point de vue de la reproduction expérimentale de cette affection. Mais il serait, on le comprend, fort difficile de s'adresser pour de pareilles tentatives à cette classe d'animaux qui, après l'homme, sont le plus souvent atteints de cholélithiase, aux bovidés.

Quoi qu'il en soit nous pensons qu'on aurait tort de désespérer de la production expérimentale des calculs chez les animaux ordinaires de laboratoire, car au milieu de tant d'expériences négatives on trouve quelques faits encourageants, et, pour notre part, nous comptons poursuivre les recherches que nous avons entreprises sur ce sujet au laboratoire de thérapeutique sous la direction de notre maître, M. Gilbert.

CONCLUSIONS

La théorie microbienne de la lithiase, née il y a dix ans, doit être considérée aujourd'hui comme répondant à la réalité des faits.

La lithiase est une conséquence de l'infection de l'appareil biliaire tout entier ou simplement de la vésicule.

Il est possible que le développement de micro-organismes dans la bile amène la précipitation de certains de ses éléments. Mais le plus ordinairement les microbes déterminent une angiocholite et une cholécystite légères, qui peuvent passer cliniquement inaperçues. Les cellules desquamées, l'épithélium malade, dégénèrent et fournissent de la cholestérine et de la chaux qui s'unit à la bilirubine pour former du bilirubinate de chaux insoluble. Ce sont là les éléments principaux de la formation des calculs.

Au centre de ceux-ci, recueillis au hasard des autopsies, on trouve 33 fois sur 100 environ des micro-organismes vivants ou morts. Le microbisme des calculs est le même que celui de la bile dans les lithiases jeunes. Plus tard le microbisme peut être complètement différent.

On peut actuellement, au point de vue pathogénique, diviser la lithiase en deux grands groupes : lithiase colibacillaire et lithiase typhique, d'après les microbes qu'on rencontre au centre des calculs.

Il est possible que l'on décrive ultérieurement d'autres

espèces de lithiases, car les lésions de l'appareil biliaire peuvent être déterminées par des microbes divers. La lithiase peut aussi être consécutive à des cholécystites par poisons chimiques ou par toxines microbiennes. Ces faits sont rares et encore peu connus.

La lithiase coli-bacillaire est la plus fréquente, car le coli-bacille est « le grand envahisseur des voies biliaires ». C'est lui que l'on trouve le plus fréquemment au centre des calculs avec les débris de l'épithélium dont il a déterminé la chute.

La lithiase typhique est peut-être la plus démonstrative au point de vue de l'origine microbienne de cette affection. La fréquence de la lithiase après la fièvre typhoïde, la fréfréquence des lésions vésiculaires au cours de cette affection, la présence enfin du bacille d'Eberth dans la bile et au centre de calculs jeunes peuvent être considérées comme autant de preuves de la nature microbienne de la lithiase biliaire.

BIBLIOGRAPHIE

Nous n'indiquons ici que les travaux ayant trait directement à l'origine microbienne de la lithiase.

Cardelli. — *Il Morgagni,* mars 1894.

Claude (H.). — *Société de biologie,* février 1896.

— Lésions toxi-microbiennes de la vésicule biliaire. *Soc. anatomique,* juillet 1896.

Delbecq. — *Lésions de la vésicule dans la lithiase biliaire.* Thèse de Paris, 1892.

Doyon et **Dufourt.** — Origine de la cholestérine. *Soc. de biologie,* 1896.

Dufourt. — Rapport de la lithiase et de la congestion du foie. *Lyon méd.,* 1er avril 1894.

— Rapport de l'infection biliaire et de la lithiase. *Lyon méd.,* 16 avril 1893.

—, Infection biliaire et lithiase. *Revue de méd.,* avril 1893.

Dupré. — Thèse de Paris, 1891.

Galippe. — *Bulletin de la Société de biologie,* 1886.

— *Journal des connaissances méd.,* 25 mars 1886.

— *Journal des connaissances médicales,* 1894, p. 154.

Galliard. — *Médecine moderne,* 16 décembre 1893.

Gilbert et **Dominici.** — Angiocholites et cholécystites. *Bull. Soc. de biol.,* 1893 et 1894.

— La lithiase est-elle de nature microbienne ? *Soc. de biol.,* 1894.

Gilbert et **Fournier.** — Sur un cas de fièvre typhoïde compliquée de parotidite double et suivie de lithiase biliaires. *Soc. de biol.,* 21 juillet 1894.

— Du rôle des microbes dans la genèse des calculs biliaires. *Soc. de biol.,* 8 février 1896.

Gilbert et **Girode.** — *Contribution à l'étude bactériologique des voies biliaires,* 27 décembre 1890.

— Des angiocholites infectieuses, ascendantes suppuratives. *Soc. de biol.,* 1891.

— Cholécystite purulente provoquée par le bacille d'Eberth. *Soc. de biol.,* 2 décembre 1893.

Gumprecht. — *Deut. med. Woch.* 4 avril 1895.

Hanot. — *Congrès de Bordeaux*, 1891.

— Fièvre typhoïde et lithiase biliaire. *Bull. méd.*, 22 janvier 1896.

Hanot et **Létienne**. — Note sur la bile cystique chez les tuberculeux. *Congrès de la tuberculose*, 1891.

— Note sur diverses variétés de lithiase biliaire. *Soc. de biol.*, 21 décembre 1895.

Hœlscher. — Cholélithiase. *Méd. Record.*, 8 décembre 1894.

Jankau. — Ueber cholesterin und kalkausscheidung in der Galle. *Arch. f. experim. Pathol. u. Pharm.*, Bd. 39.

Kausch. — *Ueber den Gehalt der Leber an Galle und Cholesterin.* Inaug. Dissert. Strassburg, 1891.

Létienne. — Thèse de Paris, 1891.

— Note sur un cas de lithiase biliaire. *Arch. gén. de méd.*, décembre 1891.

— Note sur un cas de cholécystite calculeuse. *Gaz. hebd.*, juin 1895.

— Calculs pariétaux de la vésicule biliaire. *Congrès de Bordeaux*, août 1895 et *Médecine moderne*, 17 août 1895.

— Voir Hanot.

Marcantonio. — Genèse des calculs biliaires. *Riforma medica*, 20 août 1892.

Mosler, Naunyn, Schrœder, Fürbringer. — *Xe Congrès de médecine interne à Wiesbaden*, 1891.

Nasse. — Expér. sur le foie et les voies biliaires. *Berl. klin. Woch*, 9 juillet 1894.

Naunyn. — *Klinik der Cholelithiasis.* Leipzig, 1892.

Riedel. — *Congrès de Wiesbaden*, 1891.

Roth. — Formation de calculs biliaires autour de corps étrangers. *Corresp. Blat. f. Schweiz. Aertze*, 15 sept, 1893.

Roux. — Causes mécaniques de la lithiase biliaire. *Revue méd. de la Suisse romande*, 20 oct. 1891.

Southworth. — Sur les calculs biliaires. *Med. record*, 15 déc 1894.

Stadelmann. — *Der Icterus.* Stuttgart, 1891.

Teissier. — *Congrès de Bordeaux*, 1891.

Thomas. — *Ueber Abhangigkeit der Absonderung und Zusammensetzung der Galle von der Nahrung*, Thèse de Strasbourg, 1891.

— Origine microbienne de la lithiase biliaire. *Gas. hebd.*, 1893, p. 325.

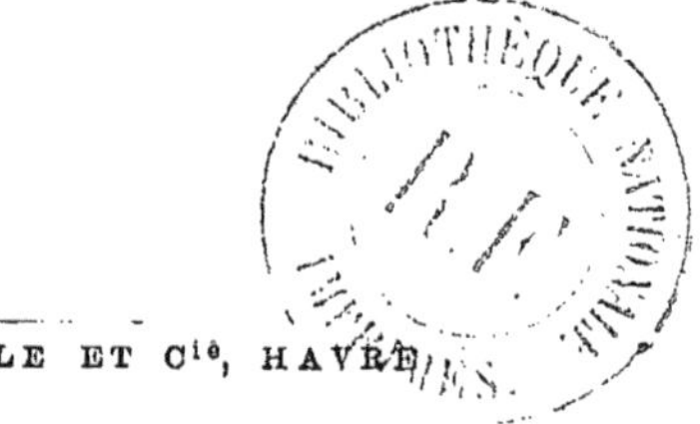

IMPRIMERIE LEMALE ET Cie, HAVRE.

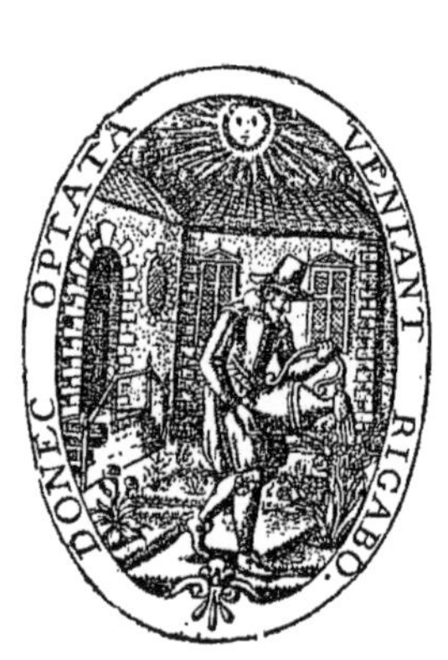

IMPRIMERIE LEMALE ET Cie, HAVRE